Shall we 断酒？

ダンスを踊るように、
楽しみながら
お酒をやめませんか

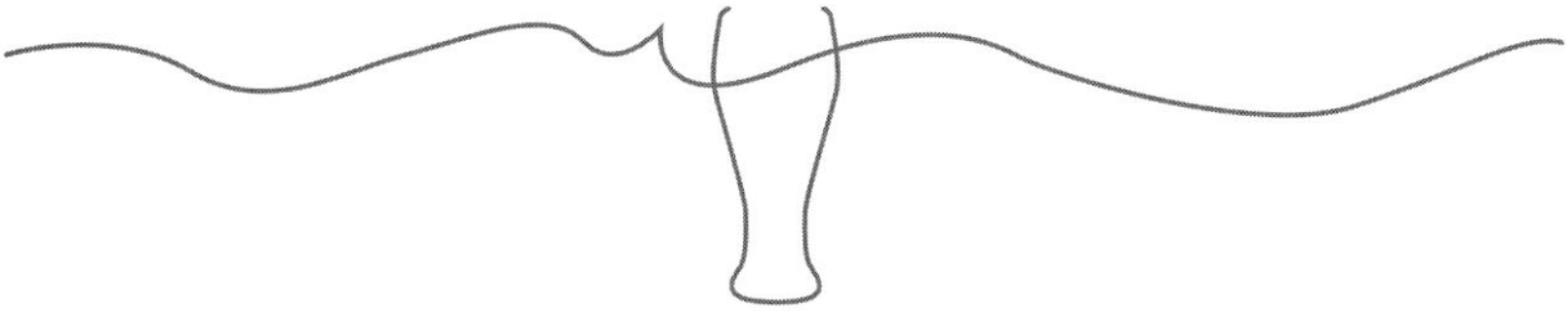

若林 毅
Wakabayashi Tsuyoshi

風詠社

はじめに

還暦を迎える年の1月に、私は突然お酒をやめました。
毎日の晩酌と休日の「昼からビール」が何より楽しみで、どっぷりとハマっていた私が……なぜやめたのか、どうやってやめたのか、やめてどうなったのか、この本で詳しくお話ししていきたいと思います。

私はそもそもお酒の業界で仕事をしてきた人間です。自分が酒を断つこともですが、断酒本を書くということに対しては相当に遅疑逡巡し、自己の内面では随分と葛藤がありました。しかし、そのような事情を踏まえても「実は楽しみながらお酒をやめる方法がある」ということをどうしても多くの人たちに伝えたくて、あえて筆を執ることにしました。

考え方とやり方さえ間違えなければ、こんなに平易な方法でやめられるということを是非知ってほしいのです。自らが体験したことをわかりやすくお伝えします。高速道路に乗って快適に目的地まで案内しますので、そのナビゲーターとして本書をご利用ください。決して途中でケモノ道に迷われないようしっかりと誘導いたします。斬新で効果的な断酒のノウハウをすべてこの本に注ぎ込みました。本書は極論を言えば、第1章〜第2章の数頁を読んで「酒敵実行作戦」なる方法を最初に理解していただければ、方法論的な伝達事項はほぼ完了します。

あとは、その中身を皆さんと一緒に楽しみながら発掘していくという手順です。そのくらいシンプルな方法です。そして強力な手段です。またワクワクする手法です。

私はこの方法を用いて一発でやめました。そして現在は、飲みたいという気持ちが全くありません。このことが何より重要です。やっとお酒をやめても、飲みたいという渇望がいつまでも続くと、残りの人生辛くて堪らないでしょう。それを「禁酒地獄」と私は呼んでいます。

そしてやめる方法さえ頭に入ったら、あとはその指針に沿って楽しみながら「断酒活動」をしてください。これも重要なことです。苦しみながらお酒をやめていくより楽しみながらお酒をやめていくほうが、圧倒的にその成功率が上がるのは言うまでもありません。その考え方と行動の根底に脈打つコンセプトは、「お酒憎し」です。

日陰者の麻薬や煙草と違って、世界中で堂々と跳梁跋扈《ちょうりょうばっこ》する魔物がお酒です。各地で市民権を得ていますが、その実態は麻薬や煙草と同じ依存性化学物質です。本書ではその正体を暴き、楽しみながらお酒に別れを告げていきます。

ダンスを踊るように、楽しみながらお酒をやめませんか？
あなたにお誘いします……。
Shall we 断酒？

目次

第1章　「断酒テキスト」の作成

まず準備していただきたいのは、Ａ４サイズで20枚綴り程度の差し込み型ファイル１冊です。

そして断酒（ここでは禁酒とは称しません）のイメージの湧く記事の切り抜きや自らの気づきのメモ、この本から抜粋した内容をまとめてコピーするなどして、そのファイルに差し込んでいきます。**その集大成が自分独自の教本、即ち「断酒テキスト」**となります。

極めてシンプルで実行しやすい作業ですし、ある程度のところからは自分でも驚くほど断酒に向けて積極的になり、自然と理論武装が整ってきます。そうなってくるとしめたもので、**読み返したり更なるメモを増やし**たりしながら、自らの気持ちが断酒に向けて歩み始めたのを、前向きに受け取れるようになってくるのです。

理路整然としたものではなくて、気づきのたびに継ぎ足していくスクラップ帳の形式なので、気軽に楽しみながら実践できます。そしてページ数の多寡を問わず、常にその時点でのものを「完成されたテキスト」として扱っていきます。

このテキストは断酒に関する気づきのたび、あるいはお気に入りの記事や書物との遭遇のたびに差し込み量が増え、充実度を増していきます。したがって、いつをもって完成といった性質のものではありません。つまり1ページ目から即戦力化しているのです。

あとはいつから断酒を実行するかのみです。週末を開始日にするのか、週始めからにするのかは自身で決めることができますが、一旦断酒生活を始めたら後戻りはできません。そのときに「心の師」となってくれるのが、自らが作った世界で唯一の教本「断酒テキスト」なのです。

断酒のための手法としてはこの「断酒テキスト」という唯一無二の武器を手にすることが重要なのですが、ここで肝心なのはまずそのテキストすべてに脈々と行き渡る「思想」を**確立させておくということです。**「ただ漠然とお酒をやめたい」といった程度では「気」の入ったテキストは出来ません。「仏作って魂入れず」とか「画竜点睛を欠く」とは、このことでしょう。

それではどのような「思想」が適しているのか？　ここでは私の作ったテキストを参考に、その**基本となる人生観**からお伝えしていきましょう。

第2章　「思想」の確立（引き算の人生観）

私の「思想」とか「人生観」などと言うと少し大袈裟かもしれませんが、それなりに年齢を重ねる中で、生き方の指標としていることが一つあります。

それは「引き算の人生観」です。人は歳とともにしたくてもできなくなることが増えていきます。それを、その都度嘆いたり悲しんだりするのも人生かもしれませんが、むしろ意味のないことはこちらから切って捨てていくほうが、よりアクティブで豊かな人生につながるように思います。そしてその切り捨て対象となるのが、「喫煙」であったり「飲酒」であったり「ギャンブル」であったり「浪費癖」であったりするのです。

これらの嗜好、趣味、行動はどれもが共通して「刹那的」であり、また「依存症的」性質を備えています。言い換えると無益で危険だということです。卑近な例を挙げると、甘いお菓子ばかり食べていると体に悪いばかりか、新鮮な野菜や魚の美味しさが感じられなくなるのに似ています。

人は、何が必要で何が不要なのか心の中ではわかっています。

ただそのことを明確にし、やめていく勇気があるかどうかだと思います。自分のことを挙げるのは口はばったいのですが、私自身大好きなギャンブル（麻雀・競馬等）を45歳でやめて、ヘビースモーカーとして自他共に認める喫煙を48歳でやめました。そして60歳でお酒をやめています。

それらの出来事は他人から見れば、どうってことない出来事です。しかし自分史の中では燦然と輝き続けています。つまり自らの人生において大きな自信を形成しているのです。しかもそれら刹那的なことをやめることで、時間やお金といった物理的な余裕も生じ、本当に深みのある、今世の人生で真にやりたかったことが遂にできるようになるのです。つまり**「引き算の人生」とは、実は大いなる「足し算の人生」**だったのです。

私の場合、「引き算の人生観」を良しとした時点で、確固たる思想が出来上がりました。**刹那的行動をやめていくことが、充実したアクティブな生き方なのだと気づきました。**

そこに現れてくるものは、確たる自信と予期せぬ新鮮な景色でした。このことについては後ほど詳述するとして、何かを新たに作ろうとすることよりも、不要なことをやめていくことのほうがよりクリエイティブな人生につながることを知ったのです。アメリカのテレビドラマの中で「2つ目の扉を開ける前に1つ目の扉を閉めておけ」というセリフが使われていましたが、まさにこのことだと思います。

このようにして明確化した思想をもとに、次はいよいよ「断酒」に向けて、テキストに入れていく材料を集めていきます。その際に一つの方向性として、「**お酒**」＝「**憎き敵**」**の構図を作っておくことが大切**です。そうすることで、自らにファイティングポーズを取らせるのです。よく言う「上げた拳は下げられない」の公式です。

後述しますが、酒を敵視し種々実行していくこの戦法を、略して「酒敵実行作戦」と呼んでいます。私の場合、「卒煙テキスト」も「断酒テキスト」も親の仇くらい、煙草やお酒を容赦なく断罪しています。読めば読むほど、煙草やお酒の業界で働く方々には申し訳ないな、と思えるほど徹底して敵視したものとなっています。

私自身、「はじめに」でも述べたようにお酒の業界で仕事をしてきた身ですし、お酒なしでは成り立たないと思えるような日々を過ごしていました。

そんな環境で暮らしてきた自分がお酒と決別することをこの本で扱うのは、ある意味忸怩たる思いなのですが、ここではそういった迷いや諸事情は、あえて切り捨てながら事を進めていく覚悟です。

話を戻しますが、やめようとする相手・対象物は徹底的に憎むことから始めなければいけません。少しでも「まあいいか」とか「そうはいっても」などといった感情を差しはさむと良いことにはなりません。なぜなら、敵はその隙間に入り込むのが狡猾なほどに上手だからです。

そもそも「刹那的」とか「依存性」といった性質を持つものにロクなものはありません。

つまり相手は「仮想敵」などではなく、真から「本物の敵」なのです。

第3章　テキストに入れる材料（気づきネタ）

ここまでの骨組みが整った時点で、この章からは「断酒テキスト」に入れていく具体的材料として「飲酒」という行為の不都合部分、無益部分、勘違い部分、有害部分、隠れた真実や罠、等をこれでもかというほどに次々と暴露し列挙していこうと思います。

(1) そもそもお酒はほんとに美味しいのか?

まず手始めに根本的な疑問を提示します。酒飲みと言われる人も少しだけ嗜む人も「美味しいから飲んでいる」と信じています。しかし初めてお酒を口にした瞬間から「うまい！」と感じた人がどれだけいるでしょうか？　ビールだと「苦い」と思うだろうし、日本酒やウイスキーの場合は口の中が焼けるようなヒリヒリ感で「痛い」とか「熱い」と感じたはずです。煙草を最初に吸った際、全員が蒸せるのと同じことだと思います。しかし大人の仲間入りしたいためなのか、社交に必要と勘違いするのか、わざわざ「まずい」と感じたお酒や煙草を自分が慣れるまで試し続け、そのうち「美味しい」ものとして受け入れて、脳と体に認識させてしまいます。

この経緯は、私自身もしっかりと経験してきた一人ですから、そうだと自信を持って言うことができます。

ここで『禁酒セラピー』（アレン・カー著、阪本章子訳／ＫＫロングセラーズ）から「お酒と食べ物の違い」という一節を引用してみます。

1. おいしい食べ物は、お腹が空いている時には本当においしく感じる。お酒はそれ自体いつ飲んでもまずい。
2. 食べ物は、健康を保つため、人生を楽しむため、幸せに暮らすため、生きていくために必要なもの。お酒は、一種の毒であり、人間を肉体的、精神的に破壊する。
3. 食べることは本当に楽しいが、飲酒は楽しいと思い込まされているだけ。
4. 飲酒で酩酊状態になると五感が麻痺する。食べ物では酩酊状態になることも五感が麻痺することもない。
5. 食べ物は空腹感を満たすが、空腹感を生むことはない。満腹感は数時間すると消えてしまうが、そのおかげで人間は、食べ物で空腹感を満たすという楽しみを何度も味わうことができる。反対に、お酒に対する渇望感はアルコールが生み出すもの。お酒ではのどの渇きもとれない。アルコールを飲むと「飲みたい」という気分が満たされるのではなく、もっと飲みたいという気持ちが湧き、飲酒に伴う不快感に悩まされながら一生過ごすことになる。

アルコール依存者もお酒を覚える前はアルコールを必要としなかった。喉が渇いたときもお酒以外で十分だった。……ちょっと考えてみれば誰にでもわかることです。お酒を飲むと、人間の体を破壊する毒を求める気持ちが生まれるだけなのです。

いかがですか？　ほぼ全項目思い当たるのではないでしょうか？　少なくとも私はすべてが思い当たります。つまり**お酒は美味しいものでも楽しいものでもなく、そう「思い込まされているだけのもの」ということができるのです。**

(2) 本当に喉が渇いたときにお酒が欲しいのだろうか？

次に、人間の生死に関わる究極の質問です。あなたがもし仮にサハラ砂漠かどこかに置き去りにされて、死にそうなほど喉がカラカラになったとき、目の前にいきなり自販機が現れて、その中にキンキンに冷えた水のペットボトルと缶ビールとカップ酒が入っていたならば、まず何を選択しますか？　体に良いからとかいった問題とは関係なく、多くの人は真っ先に水を選ぶのではないでしょうか？　つまり、そのとき人間の体は「**お酒を欲しているのではなく、水を渇望している**」ということです。

（3）お酒で本当にくつろぐことができるのだろうか？

よく映画やＴＶドラマ、小説などで仲間たちや恋人同士、あるいは家族でお酒を飲みながら談笑し、くつろいでいるシーンが見られます。このような日常の「刷り込み」の反復によって、私たちは「お酒を飲むと楽しいし、くつろげる」と思い込んでいます。でも本当にそうでしょうか？

そのときに起きる心身の変化と現象を冷静に考えてみましょう。

まず「味」についていうと、先ほど検証した通り、本当は美味しくありません。

次にビール等でよく言われる「喉ごし」なるものを考えてみても、プチプチとはじける感覚ならばコーラやノンアルコールビールでも体験できます。

となると次は体がホカホカと熱くなる現象を気持ち良いとするのでしょうか？　それならば真夏には飲みたくないはずですし、携帯カイロ持参でもこと足りるでしょう。ＣＴ検査の際に造影剤を注入した途端に体中がカーッと熱くなりますが、そこで誰も心地良いとは感じないはずです。

そうなると次に起きる現象として、頭が朦朧としたり眠くなったりするとかですが、このことと皆でくつろいだり楽しく会話したりすることとは一致しません。むしろ逆に会話は弾まなくなるし、ユーモアのセンスも衰えるばかりか失言してとんでもない事態になることだってあります。

人は眠れないときに睡眠薬を飲んだり、手術や検査前に鎮静剤を打ったりしますが、そのとき朦朧としたり眠くなったりするのを気持ち良いこととして楽しんでいるでしょうか？　そんなことはありません。それを楽しむ人がいるとすれば、麻薬常習者のように危ない状況だと思います。

つまり「お酒の場だからといって、本当は誰もくつろいではいない」ということです。た**だ単に思考を麻痺させて、くつろいだように思わせているだけと言えるのです。**

（4）お酒は本当に「百薬の長」なのだろうか？

飲酒を習慣にしている人たちはみんな口を揃えて、「ほどほどならお酒は薬」と言って飲んでいます。更に、「お医者さんからもそう聞いた」が追加の口癖です。

先日、新聞に掲載された記事では、少量でも飲酒習慣のある人はない人よりも発がん率が高いといった内容のことが書かれていました。勿論、違った見解も多くあるということは承知しています。また少量なら動脈硬化に対して一定の予防効果があるといった記事も読んだことがあります。ではなぜそこまで深掘りして、飲酒の健康上の是非を皆で唱え合っているのでしょうか？ 健康上良いことなら、他にもたくさんすることがあるのではないでしょうか？

それは飲酒することへの慰みというか理由付けとでもいうのか、通常のドリンカーは常に大義名分を探しては、自分に安心感を与えているからなのです。それは裏返すと、飲酒への警戒感と一種の罪悪感とが混在しているからなのだと言えるでしょう。

私は医者でもなければ科学者でもないので、お酒が少量ならば人体に有益なのか無益なのか、はたまた有害なのか無害なのかまではここでは断言できません。しかし、私自身の健康上の数値の変化やお医者さんとのやりとりの経緯をお伝えすることはできます。それについては１００％現実に自分の身に起きたことですから。

私はお酒の業界での仕事やお付き合い等で長い間、家でも外でも40年間欠かさずお酒を飲んできました。それを前提に健康上の推移をお伝えすると、50歳を超えた頃から年１回の人間ドックで診てもらうたびに不都合な数値が増えていきました。

具体的に言うと、まず肝臓について「脂肪肝」がエコーで現れ始め、年々その度合いが増していきました。それと符合するかのようにＡＬＴやＡＳＴといった肝数値（30～40上限値）が軽く40を超え、γ－ＧＴＰ（上限値64）が１００近くになりました。

また血圧が高くなり始めたのもこの頃からで、いっとき高いほうが１８０、低いほうで１００のような高血圧症になりました。

それと同時に心臓が１日数回ドキドキするようになり、検査では不整脈を指摘されました。また血糖値を表すＨｂＡ１ｃ（上限値５・５）は６・０を超えてきました。その上、尿からは僅かですが出血と尿蛋白が検出される始末です。胆石症による胆嚢を全摘手術し、やれやれと安心した後からの出来事ばかりです。

このような一連の健康アラート事態は、私の日々の生活に重大な影響を及ぼし始めたのです。かかり付けのお医者さんと種々相談し、まずは降圧剤を服用して血圧を下げることから始めました。しかし、やはり薬に頼る方法は理想的ではなく、自助努力が必要と判断し、家内の協力も得て食事制限で塩分と脂質を抑えるようにしました。

お酒は週2～3日の休肝日を設けましたが、このときは「思想」なく行ったために、やたら渇望感が増し、焦燥と苦痛の期間になりました。その上で過食と間食を避けて週3～4回のウォーキング（約40分程度）を実施し、体重も5～7kg落とすことができました。

すると、2年ほどで血圧の数値が驚くほど改善され、遂に降圧剤は卒業させてもらいました。そのときの先生の言葉は「凄い努力ですね、これでもう私の顔を見なくて済みますよ」といった具合でした。

しかし私の中では「飲酒」の習慣は依然残っていました。「休肝日」は、いつ「全日営業」に代わってても不思議ではない危うい状況が続いていたのです。

肝数値や脂肪肝といった問題はそのままだったのですが、「お酒を控える」つまりコントロールして飲酒するといった芸当は私には不向きなのを知っていました。それは、ヘビースモーカーならぬチェーンスモーカー（立て続けに吸い続ける人）だった私には、「節煙」という文字はなく「卒煙」しか選択肢がなかったのと同じです。

そんな中、次に起こしたアクションはいよいよ2019年1月16日からの「断酒」です。

なぜこの日からかというと、お正月を楽しんでからやめようという魂胆でした。しかし今思えば、やめると決心した上での飲酒は、お正月といえどもそんなに楽しかったわけではありません。つまり「お酒＝楽しい」ではなく、気持ち一つでどうにでも左右されるものだったのです。

断酒して約半年後の検査では、肝数値がＡＬＴもＡＳＴも半分の20台に収まり、１００近くあったγ－ＧＴＰについては何と35まで下がりました。お医者さんからは「ＡＬＴやＡＳＴが20台まで下がれば、脂肪肝の心配事も落ち着いたと考えてよい」と言われていました。心臓の不整脈も無くなり、すべての数値が正常値に戻ったのです。

以上のことから考えただけでも、飲酒が百薬の長などとは私自身は少しも思っていません。因みに日頃の飲酒量は私の場合、ビール３５０㎖缶２本程度でした。外では結構飲みましたが、しょっちゅうではありません。つまり大酒飲みではなかったのです。今では健康な数値を励みにして、日々の生活を真から楽しんでいます。

ここでの結論は「**お酒は百薬の長ではなく、飲むためのお決まりの理由付け**」ということです。

(5)　お酒は「お洒落でカッコイイ」というイメージは本当か？

「オシャレ」という語彙を漢字変換したら、「お洒落」となります。ここに図らずも、お酒に似た文字（＊酉でなく西）が使われていることに気づかれたと思います。

しかし調べてみると、もともとは「曝れ」や「戯れ」（されれ）が転じた言葉とのことで、そもそもお酒とは関係ないようです。この酷似した文字も「お酒＝お洒落（オシャレ）」と勘違いさせやすい原因の一つかもしれません。

それはさておき、先述したように映画や小説などでお酒は欠かせないツールとして登場します。ホテルのバーやレストランで提供されるワインやスコッチを主人公が手にする様は「お洒落でカッコイイ」を強くイメージ付けしています。

でも本当にそのことがカッコイイのでしょうか？　昔の映画を観ると洋の東西を問わず主人公も脇役も煙草を吸うシーンが多く見られます。その当時は煙草を吸うことがカッコイイスタイルだったわけで、ストーリー展開においても大きなアクセントとなっていたようです。でも今観ると「こんなに吸って大丈夫なのかな？」とか「よく吸ってるね」といった感情は湧いても、「カッコイイ！」と思う人は少ないと思います。「それと飲酒とは別だ」という声が、ドリンカーの方から聞こえてきそうです。

しかし、私はそうは思いません。もっと言うと煙草の業界は「体に悪い」というレッテルを世界的に貼られており、その中での消費割合となっていますが、お酒の業界は先述の「お医者さんが適量は薬と言ってくれた」みたいな裏レッテルをかざしながら、世界中で堂々とイメージ戦略を展開しています。

即ち、映画やＴＶドラマ、小説や演劇、音楽の歌詞に至るまで、お酒はイメージ作りのツールとして堂々と使われ、それらすべての領域において貴重なピースをなしているのです。酒場は、人生という航海における波止場のように扱われ、飲酒はまるで呼吸するのと同じように人の生活に密接に入り込んでいます。

大好きな映画俳優や女優さんが優雅にワインを飲みながら語り合うシーンを観て、素敵だなあと思うのは自然な感情です。しかし少し先の時代にこれらの映像を観た人たちは、常に付きまとうお酒の影（存在）に大きな違和感を抱くであろうと、私は考えています。

「お酒はカッコイイ」というのは、**世界中の業界を挙げての一大キャンペーンであり、刷り込みなのです。**

⑹　近年、お酒の消費動向はどうなっているのか？

２０２０年2月19日の朝日新聞に掲載された記事を紹介します。

国税庁の調べでは、酒類の消費量は１９９６年度の約９６６万kℓから２０１７年度の約837万klまで低下。

厚生労働省の調査では、「ほとんど飲まない・飲めない」人の割合は2007年と2017年とを比べると、20代男性が約4割から約5割へ、30代男性が約3割から約4割へ増えた。週3日以上飲酒する「飲酒習慣」のある人は20代男性で1997年に31%いたが、2017年には16%まで下がった。

米国でも、1980年以降に生まれたミレニアム世代を中心に酒を飲まない生き方に注目が集まる。ニッセイ基礎研究所の久我尚子・主任研究員は「ミレニアム世代は効率を重視する傾向が強い。酒による快楽と、費やされる時間やお金の大きさ、自己を制御できなくなるデメリットなどを比較し、コストパフォーマンスが低い娯楽と判断しているのでは」とみる。

ベストセラー『ぼくたちに、もうモノは必要ない。』で物を持たない生き方「ミニマリズム」のブームを起こした元編集者の佐々木典士さん（40歳）も3年前に酒を断った。早起きがしやすくなり、午前5時からヨガや執筆をする規則正しい生活を送ってきた。「激減した喫煙者のように、飲酒をする人は未来には少数派になっていく」と佐々木さんはみる。

ここまで「お酒離れ」が進んでいるのかと驚かれたのではないでしょうか？

先述した通り、日々さまざまな媒体を通して「飲酒」という行為は、私たちの脳裏に華美に印象付けられていますが、実際にはこのように斜陽の一途を辿っているという事実に一度目を向けてみる必要があるのではないでしょうか？**「お酒の消費動向」は確実に減少しているのです。**

（7）既成概念の引き剥がし

日々の喜怒哀楽から人生の大小さまざまなイベントに至るまで、お酒とともに生活を営んでいる感覚というのは、一般のドリンカー（ここでは飲酒習慣のある人をドリンカーと呼ばせてもらいます）には潜在的無意識下で備わっていることと思います。

でも、よく考えてみてください。そのような考え方は、実際には世界中のお酒の生産・流通・広告・販売等に携わる莫大な人員や企業、物流やお金、そしてそれらのネットワークのもとに、巧妙に「植え付けられてきた概念」なのではないか？と一度疑ってみる必要があると思うのです。

朝日新聞（２０２０年2月19日）の記事から、もう１つご紹介します。

作家の町田康さん（58歳）は約30年間、ほぼ毎日飲んできた酒を、２０１５年末に断った。昨年秋には「濁酒地獄」から抜け出した苦闘の日々をコミカルに書いたエッセー『しらふで生きる　～大酒飲みの決断～』（幻冬舎）を発表。これが9刷3万８００0部と売れている。担当編集者は読者カードの感想などから、「お酒をやめたい人がこんなに多いんだと実感した」という。

断酒は、どう生きるかという人生哲学と切り離せない。町田さんは、「常識を疑いたい」という思いから出発した。「正月だから普通飲むでしょうとか、そういう常識を疑ってみたかった」

このように、私たちは日々の慣習に対しても、あえて「なんで？」と疑問を呈してみたらよいのだと思います。飲酒に対してそこに炙り出されてくるものは、きっと先述の久我尚子氏の言われた「費やされる時間やお金の大きさ、自己を制御できなくなるデメリットなどと比較しコストパフォーマンスが低い娯楽」であり、お酒とは厄介で理不尽な存在なのだと思います。

つまり、お酒が人生のイベントなどで**「良きパートナー」になると解されてきたことは、**

実は巧妙に「植え付けられた概念」だったのです。

（８）人生プランでの厄介者

先に述べたように、「やめようとするならその対象を徹底的に憎み、敵対視しなければならない」と考えています。少なくとも私の場合は、あの厄介だった煙草も、美辞麗句を纏ったお酒も、完全なる敵としての構図を作り、戦い、駆逐しました。

では、お酒について更に考察を進めていきましょう。

まずは、私の飲酒時代の生活スタイルから分析してみます。毎日の忙しい生活の中で仕事を終えて帰宅し、ほっとする時間が、家族との団欒である夕食のときです。言い換えれば１日の労働へのご褒美であり、私にとってのオアシスと言ってもよい大切なひとときです。

そこに昔から登場するのが、あの「お酒」です。先述の通り、最初は決して美味しくもなかったお酒が、私の体と脳にとっていつの間にやら「切っても切り離せない存在」として現れるのです。

そして、何の疑いもなく「美味しい」ものとして食事のお供にお酒を飲み始めます。しかし「今日はいいことがあったからガンガン飲むぞ！」とか「今日はいつものように缶ビール

1本でやめておくよ」などとややこしい言い訳やら常套句を並べて自分に言い聞かせながら、飲酒量をうまくコントロールしている気分になります。そして1本では足りず2本目が欲しくなった日（しょっちゅうでしたが）には、またもや家内に多くを語りながら2本目のビールを冷蔵庫から出してもらうための作戦行動に出ます。

このような日常が、果たして正常で健全だったと言えるでしょうか？

また休みの日には、その問題が更に顕在化してきます。どういうことかと言うと、日々の労働に対する自分へのご褒美として「昼からビール」へと領域を広げるのです。そして、この問題に立ち入る者はいません。なぜなら、昼のビールは自室の冷蔵庫からこっそりと出してそろ～っと「ぷしゅっ！」をやるからです。こうなると、もはやアルコール依存症の一歩手前のような気までしてきます。

このように、「お酒との距離感」を日常において分析すると、常に自己との闘いに晒され続け、多くは敗退し続けている、惨めな我が姿が浮き彫りになってきます。「いや、その程度のことはお酒を飲む人なら誰もが経験しているし、大した問題ではないでしょう」と言う方もいらっしゃるかもしれませんが、このやりとりの蓄積は年齢を重ねるとともに「大した問題」へと変貌していくのです。

①自己との葛藤を常に繰り返す煩わしさ
②勝負の多くは誘惑に負けるという自己嫌悪感の発生
③量の増加に伴う健康上の問題悪化
④飲酒に伴う時間とお金の浪費
⑤モラルや法律（飲酒運転等）厳守のための手間
⑥いつも関心と価値観が飲酒に向かい、深みのある時間や人生を過ごせない

　このように、多くの重大な懸念材料が生まれてくるのです。

　そうした現状を鑑みた上で、私自身の今後の人生プランにまで話を広げてみましょう。私は自営業ですので、引退プランは自身で立てることができます。現在60歳の私は、あと5～6年で後進（現在、娘夫婦が東京から帰郷し、私の子会社で頑張ってくれています）に事業を譲るつもりです。

　そんな中、50代後半になった頃から家内とは「引退後に国内旅行（海外もですが）をして、まだ行ったことのない所を一緒に巡りたい」と言って、常々楽しみにしていました。

　しかし家族には言いませんでしたが、当時の私にはまだ漠然とした不安が付きまとっていました。それは、自分にとって「毎日が日曜日」になったとき、飲酒量が無尽蔵に増えるの

ではないかという不安です。こうなるともはや自己との戦いも無尽蔵です。しかも前述した①〜⑥の問題を抱えたまま、更なる飲酒の誘惑を受けることになるのです。

「何か違う」、そう考えるのが妥当でしょう。そこまでして自分たちの夢を曇らせるものとはなんだろう？ 全国各地を車で巡る際にも、風光明媚な景勝地を訪れた瞬間、まず「お酒が飲みたい！」となる自分って何なんだろう？

その場所の美しさに感動するのが本来の人のあるべき姿だとするならば、常に薄っぺらい低次元の喜びを求めている自分に辟易することでしょう。

更に言うと昼間からその誘惑と戦い、敗れた場合はその都度家内に詫びを入れながら運転を代わってもらわないといけない自分というものは、果たして「優雅に余生を楽しんでいる好翁」と言えるでしょうか？

そう、しっかりと人生プランを直視すると見えてくることがあります。

そこに現れる厄介者とは、決然とやめるべき習癖の「飲酒」だということです。**人生プランでの厄介者は飲酒という習癖だったのです。**

(9) 断酒後に見えてきた景色

私は医者でもなければ科学者でもないので、先述の通り「医学的見地」については何もお伝えできませんが、お医者さんとのやりとりや自らの経験についてなら先にお話ししたように、「お酒をやめて健康上、数値で見てもとても良くなった」と言えることが多々ありました。

そのことも踏まえて今度は、日々の生活についてライトな感覚で検証してみましょう。

例えば風邪ひき等、病気に罹った場合の対応です。当然、処方された薬を飲んで家で安静にして治すわけですが、そんなときでさえ以前は夕食時にお酒を欲している自分がいました。その際、実際に飲酒するかどうかは別として、私の中でその都度葛藤が生じていたことは間違いありません。

そういった煩わしいことも、断酒後には一切ありません。因みに断酒後も風邪をひきましたが、お酒を飲むなんて考えは頭の片隅にも生じませんでした。

また前述の、数値上で健康を回復できたこと以外にも、日々の生活で実感できている健康上の変化は多々あります。

例えば、ウォーキングの際にも息切れがしなくなったり、不整脈が治るのと並行して（頻脈だった）脈拍数が正常に戻りドキドキしなくなったり、清々しく目が覚めたり、お酒臭い口臭もなくなったり、顔色も良くなったり、飲み過ぎによる頭痛や吐き気や胃痛が一切なくなったり、と挙げればキリがないくらいに良い方向に向かいました。

このような経験はすべて、断酒の後に初めて見えてきた景色だと言えるでしょう。

他にも生活上の良い意味での変化は山ほどあります。仕事でのお付き合いや会合、プライベートの会食等、外で皆と飲食を共にする機会は多々あります。そのたびにお酒好きの私は「飲んだ後はどうやって帰ったらいいか」とか、「この会合は遠くだから、飲酒後は一泊するか誰かに乗せて帰ってもらうしか方法がないな」とか、「体の調子が悪いからお酒は一次会だけにしておこう」とか、「ついつい調子に乗って飲み過ぎてしまう自分をどうセーブしようか」などと、その都度悩ましい考えがやたら頭の中を行き来していました。

ところがどうでしょう？ 断酒後のお付き合いの簡単で楽なこと！

勿論、相手があっての会食や会合ですから、冷めた気持ちとかシラケた感情を持って臨んではいけません。**そこは断酒前同様に大切な場であり時間です。**私が言いたいのは**断酒後もそれまで並みかそれ以上の「気の入った」お付き合いができている、**ということなのです。

このことについては断酒以前、頭の中で「お付き合いに障壁が生まれるのでは？」と何度も自問自答したものでした。でも心配無用、それまで通りにワイワイガヤガヤと楽しい時間を持てますし、皆からの疎外感も一切ありません。

人は乾杯の直後あたりで「あれ、飲まないの？」とか聞きますが、10分も経たないうちに他人が飲んでいようがいまいが関係なくなるようです。「飲みにケーション」とか世間で言われても、相手が実際に飲酒するかどうかはやはり他人事なのです。

私の場合、断酒後は、真面目な話のときはより集中して会話できますし、楽しくやるときは更にユーモアのセンスが磨かれている（もともとセンスもウチワもありませんが）自分に気がつきました。また飲酒時には、失言したり、思ってもいないことを変に勘違いされるような失敗をして、後悔するような事態がよく起きましたが、断酒後はそのような出来事は一切ありません。

また、「帰りの手段・方法」については言うまでもなく、シンプル且つ便利なものになりました。即ち自分で車を運転して行き、自分で運転して帰るという当然にして当たり前の（重複表現ですが）自立行為で、すべてが丸く収まるのです。

誰に迷惑をかけることもなく、公共交通機関の時刻表を気にしながら飲むわけでもなく、自分の思った通りに行動できることの自由さを満喫しています。

ここで、『禁酒セラピー』の〈社交のためにお酒を飲むという言い訳〉という項目から、興味深い一節を引用させていただきます。

どうして飲酒は社交のために必要だと信じられているのでしょうか？　それはそう信

じるよう、我々が社会に洗脳されているからです。（中略）考えてみて下さい。趣味でサッカーをする人に「どうしてサッカーをするのか？」と質問した場合、答えは明らかです。――「好きだから」。ここで、「社交のためにサッカーをしています」という答えが返ってくれば、それは「サッカーをする理由は他にない、つまりサッカーは好きではない」という意味にとれるでしょう。

結局「社交のためにお酒を飲む」という人は、お酒を飲むのに言い訳が必要なのです。ほかに正当な理由がないと感じているのです。もし健康増進などのご利益があるのなら、あまり好きでないことも無理をしてするかもしれません。でも好きでもないことを理由もなくする人はいないでしょう。健康を損ねてお金もかかるようなことならなおさらです。それでもする理由はただ一つ、**依存してしまっているから！**

このように論破しています。いかがですか？ 私には思い当たることばかりでしたが。

(10) 自己満足の大切さ

ここまでの検証で断酒のメリットが少しずつ見えてきたかと思います。

更にメンタル面での変化についてお伝えすると、自分の「意志力」に自信を持てるようになります。断酒したことに対して、それこそ心の中で「よくやった！乾杯！」と言って（実際には飲まないけど）祝杯を挙げてやればいいのです。そのとき、断酒したことを自慢げに他人に言わないことが大切です。先ほどの章でも述べたように、「飲みにケーション」の世界からすれば一種の敵前逃亡のようなものですから。

あくまでもクールに、ひっそりと断酒を進めましょう。最初のうちは私が言ってきたように「ぷちドクターストップだから」とか、「しばらくの間は休肝日キャンペーン中なので」などと、半ジョークも噛ませながら、さらっとかわしていくのがお勧めです。そうすることで周囲の人たちも「今回はしょうがないなぁ」とか言いつつ、２杯目が入る頃からは全然気にしなくなります。やはり他人のことは他人事なのです。

そのような酒席を重ねるごとに、「うん、いける！」という自信が湧いてきます。勿論、ノンアルコールビールやウーロン茶、コーラやお水に至るまで、代替品は総動員していくらでも飲めばいいのです。実際にその過程を経験した私は、断酒してから食事と会話をより鮮明に楽しむことができるようになったと実感しています。

煙草をやめた際に気がついたことがあります。吸わない人をよ～く観察してみると、吸ってる人よりもよっぽど「落ち着いて」います。一方で喫煙者は、吸っているときもそうでないときも、何か落ち着きがないのです。これは自分ではコントロールできない「ニコチンへの依存症」に陥っていることの証拠なのです。

お酒も同じです。心の奥では飲酒自体は「褒められたものじゃない」とわかっていながらも、お酒独特の美辞麗句を並べて常にお酒を味方につけようとします。度が進むと、乾杯の発声を聞くまでの間すら、そわそわして落ち着かない人もいます。

つまり煙草もお酒も依存してしまうツールであり、「心の杖」ではあっても決して本当の「心の友」ではないのです。断酒後、私は以前よりゆったりと落ち着いて、皆との会食に臨めます。美味しい食事をじっくりと味わい、楽しい会話が弾みます。そして、その心中はと言うと「うんうん、よくやってるぞ自分！」という自己満足の世界です。実はこのことがとても大切です。**自己満足から自己陶酔につながり、勘違いからだとしても、更に正しい行為と深い人生観を求めようとする新たな自分が出現してくるのです。**

(11)「より深いもの」へと移る

ジャンクフードと呼ばれる濃い味付けのものばかり食べていると、薄い味のものが食べられなくなります。薄味の本物の食材・料理の中にこそ、新鮮さやコクや深い味わいや、体に良い素材まで含まれているのに。

それと同様に、簡単に楽しめることばかりしていると、本当に感動し心揺さぶられるような深みのある思考や行動ができなくなってしまいます。

ここで、簡単に楽しめる行動を「刹那主義」「快楽主義」として括り、該当するものを挙げてみましょう。子供の頃ならお腹いっぱいにおやつを食べること、小中学生になると宿題もせずに思いっきり遊ぶこと、受験生なら深夜放送を聴きながら熟睡してしまうこと、等々思い当たることがたくさんあるでしょう。

これらの行動は「してはいけない」と思いながらも「してしまう」行為です。そして、大抵は良い結果になりません。目の前の楽しみだけを追う者の宿命です。

社会人になってからはそれらの束縛から解放され、ある程度自由度の増した生活環境になります。そして「目の前の楽しみ」ばかりを享受してきた者は、その習癖を変えることなく更なる獲物を求めて「刹那主義的行動」へと邁進します。

その行動というのが、まさに「喫煙」であったり「飲酒」であったり「競馬・パチンコ・麻雀」といった「ギャンブル」であったりするのです。「え〜っ！　お酒は違うでしょう？　高価なビンテージものもあるし、人間社会の潤滑油だし、偉い人もみんな飲んでるし〜！」と、多くの方々からの反論が聞こえてきそうです。

けれど、ギャンブルだってそうです。「公営」と名のつくものから犯罪となる賭博までさまざまですが、「人に迷惑かけず合法的ギャンブルを楽しむことのどこが悪い？」という意見もあると思いますが、ここで私が言いたいのは事の良し悪しではありません。

「刹那主義的行動」を選択し、取り続けることで見えなくなるもの、あるいは世界を異にしてしまうものがあるということです。そしてそれらの見失ったものとは、一度きりの今世の人生で、心からの喜びをもってじんわりと味わうべき深い体験の数々だと言えるのです。

偉そうには言えませんが、私自身「禁煙」「禁ギャンブル」「禁酒」と次々に「や〜めた！」とやってきてみると、不思議なくらい人生に充実度が増してきています。私自身のちっぽけな人生ですが、後発的に開花しつつあるものを感じ、今は喜びと幸せな感情に満ち満ちています。

ここからは、近年私が実体験している**「より深いもの」との邂逅**を具体的にお伝えしてみようと思います。

⑫ やめて始めたこと

禁煙・禁酒・禁ギャンブルをしたことで、ゆったりとした時間を得ました。

その中で始めたことがあります。「絵を描くこと」と「読書」と「音楽を楽しむこと」と「健康改善プログラム」です。

まず絵を描くということですが、そもそもは「何か老後の楽しみに始めたいな～」くらいの気持ちからでした。２００７年に48歳で禁煙したのを機に自問自答したのです。「自分が子供の頃にとてもワクワクしたことってなんだっただろう？　おっそうだ、夏休みの宿題で真っ先に手を付けるくらい絵を描くことが好きだったよな！」と思い出しました。真っ白な画用紙を前にして、これから絵を描くというときのワクワク感は特別なものがありました。

そこで行動です。一念発起してまずは休日に画材屋さんへ行きます。そこでは大好きな油絵の具の独特の香りが身を包みました。油彩画といっても、子供の頃に少し触った程度です。見慣れぬチューブの群れを見つけ、店員さんに「これ何？」って聞くと、アクリルといって油絵の具よりも乾きが早いので扱いやすいとのこと。「じゃ、これください」てな感じで、至って素人なるスタートを切りました。

それから約13年、とりあえず今では私の絵を気に入って買ってくださった方々が国内外に幾人かおられ、ドイツでの個展開催を機に海外でも、アートフェア等での展示販売にお呼びがかかることが多くなりました。また梅原龍三郎や小野竹喬、高村光太郎や村上華岳、棟方志功らの巨星を次々と輩出した国画会において、金谷雄一先生のご指導をいただき、現在では会友という立場で活動させていただいています。

国画会によって年1回開催される「国展」は今年で第95回を数えますが、毎年130号の大きな作品を東京の国立新美術館で展示していただいております。

そして8月に真夏の京都で開催される「関西国展」（京都市立美術館）では2016年の第51回開催時に、あろうことか関西国画賞を戴くことができました。

また某公共施設の正面玄関には私の50号の作品が飾られたりして、とりあえずは新たに始めた「絵を描くこと」については思いのほか軌道に乗ってきたように思います。もしご興味を持っていただける方がいらっしゃれば、私のホームページ（※若林毅で検索）でご覧になってみてください。

そのようなわけで、2007年12月2日に禁煙した私は、その年末に画材屋さんを訪れ、今では一応「絵描き」と呼ばれるようなことにまでなりました。

ここで大切なのは、「**楽しみながらやってるうちに道がついた**」ということです。「**好きこそものの上手なれ**」とはよく言ったものです。

その頃、同じように始めたことがもう一つあります。「読書」です。これについては絵を描くのとは違って、「ワクワクすること探し」からのスタートではありません。

子供の頃から漫画好きだった私が、その当時の43歳に至るまで「しようと思いつつ、し残してきた」行為、それが「読書」だったのです。

私は先述したように自営業で、いくつかの事業を進める関係で当時は「船井総研」と称されるプログラムに興味を持ち、船井幸雄先生（近年亡くなられましたが）のセミナーを聞きに行ったりしていたのですが、そのうち船井氏の著書を何気に読むようになりました。

するとどうでしょう、彼ほど論理的に経営学を構築した人が最後に行き着く場所は「神の存在」であり、いわゆるスピリチュアルな世界観だったのです。それは特に晩年の船井氏の本を読むとわかることですが、とてもロジカルに解析されていて目が覚めるような思いがしました。決して宗教的な教示とか洗脳されそうな危うい内容とかではありません。

その後、本屋さんで見つけたブライアン・ワイス博士（アメリカのお医者さん）の著書や、私の絵の展示会で知り合った方から教えていただいた飯田史彦氏の本などを片っ端から読み漁りました。

更にはバシャール関係からへミシンクと呼ばれる研究を進める坂本政道氏の著書等々、言えばきりがないくらいに興味を持って読み進めました。

いわば濫読ってやつでしょう。でも、今まで考えたこともなかった思考が体中を駆け巡ります（今まではお酒の酔いでアルコールが駆け巡るだけでした）。これらのこと（読書）は私にとって間違いなくすべき行為だったと思いますし、私の絵画作品のコンセプトをなしている部分と密接に重なっています。

それは即ち「輪廻転生する人間は今世の人生を通して、魂の修練をしながら学びを得るために生きている」ということであり、「その学びから、我々の住まいであり、学校でもある地球を大切にすることが急がれている」ことがわかり、「万物はすべてが大きな一つの存在としてつながっている」といった内容です。そして、そのことに気づいた人から積極的に多くの人たちに伝えていくべきだとされる中、私は「絵を描く」という方法でテーマを一貫して表現し続けています。

今、世界では地球温暖化や原子力発電による環境破壊・資源の枯渇・人口爆発・貧富の格差拡大・疫病の蔓延、等々喫緊の問題が目白押しです。地球の歴史を46億年としたとき、我々人類が信望する科学力なるものは、産業革命以降の技術革新として僅か200年ほどの歴史にしかすぎません。

ここで「21世紀の歩き方大研究」というサイトの〈地球カレンダー〉から一部を紹介します。


地球の歴史の46億年を1年のカレンダーで置き換えると、12月31日の午後11時37分に現生人類が誕生し、午後11時59分46秒にキリストが降誕し、午後11時59分58秒に産業革命が起きています。我々人類はたったの２秒間で今の危機的状況をつくりだしているのです。

絵画や読書の次に始めたことは、しばらく時間を経てからなのですが、一つはもともとギターが大好きで若い頃にバンド活動していたこともあって、久しぶりにギターの勉強（といってもユーチューブを観ながらの独学ですが）を再開しました。

昔はディープパープルとかレッドツェッペリンといったハードロックを中心にリードギターをコピー（いわゆる耳コピ）して演奏していたのですが、アドリブソロを速く弾くのが好きな割にパターンが一律化してしまっている自分に気がついていました。専門的用語で悪いのですが「ペンタトニックスケール」というものに頼りすぎていて全く進歩がなかったのです。

そんな中、家内と「お酒やめた記念」にイオンモールの楽器店に寄って、昔から欲しかったストラトキャスターというギターを買いました。私が長年使っていたのは大学時代に友人から1万円で譲ってもらったレスポールタイプのギターでしたから、このときの嬉しさは大変なものでした。

で、それを夜な夜なアンプにつないでお気に入りの音色を探して調整し、次にフレーズの引き出しを増やす作業にかかります。その際、利用させてもらっているのがユーチューブ動画です。昔の耳コピー（何回も何回もテープを巻き戻して音を探してコピーする作業）人間からしたら、タブ譜（ギター専用の楽譜）も付いていてとっても楽に楽曲が増やせます。特にエリック・クラプトンとかのブルースを好んで演っています。

去年の還暦祝いに「還暦ブルース」という曲を「えぴっく・ぷらんくとん」なる芸名で作詞作曲したのですが、これがまた大うけでした。

そんなこんなで、本来ブルースはアメリカの焼酎みたいなバーボンを片手に煙草を燻らせて歌い上げるようなイメージですが、私の場合、その辺のツールは一切捨てても、十分にブルースの世界を堪能しているわけです。ただ、昔のように仲間と集まってワイワイガヤガヤやりながらステージも開くみたいな、いわゆる「バンド活動」は今のところ一切していません。

したいなあとは時々思うのですが、今はまだ自分から立ち上げたり呼びかけたりしていません。どうしてなのかよくわかりませんが、強いて言えば「禁酒・禁煙・禁ギャンブル」から得た貴重な時間をもう少し自由に堪能したいからではないかなと、ふんわり感じている次第です。

還暦を迎えた頃からギターのリックを増やして、自己満足度を更に高めている、めでたい自分がいます。このことも私のちっぽけな人生においては、とても充実して大切な時間と過程なのです。それもこれも何を隠そう（隠す必要なんて全くないけど）「**お酒をやめたから**」**こそ始まった出来事**だったのです。

そして更に最近始めたことは、「健康オタク」プロジェクトです。「どうせ煙草もお酒もギャンブルも楽しいことぜ～んぶやめたのだから、開き直ってヘルシー路線に舵を切ろう！」くらいのノリと軽い動機から始めました。

でもやっているうちに自己陶酔しだして、「あれっ結構、頑張れる……」みたいな妙な自己満足が高まり、先述の通り降圧剤の卒業を言い渡されたりしながら、どんどんオタクぶりが加速していきます。遂には「健康改善プログラム」なるものを勝手にワードで作って、なんとその表題が「次回検査を楽しみに」などというキャッチフレーズなのでした。もうこうなったら一つの楽しみごとです。

まあ、歳と共に厄介になってくるのが体（魂の入れもの）ですから、大事に扱うに越したことはありません。人に言っても決して「いい趣味ですねえ」なんてお言葉はいただけないのは重々承知の上、やはり少し自慢したくて結構みんなに触れ回っています。というのも、同年代の皆さんはやはりご自身の健康について随分と気を使っておられるからです。

ここで禁酒ついでに始めた私の「健康改善プログラム」なるものをご紹介したいと思いま

す。降圧剤卒業を言い渡してくださったお医者さんから「それ、コピーくださ い」と言われたシロモノです。

コンセプト「次回検診を楽しみに」（アクティブアプローチの実行）

①完食しない（食事の腹八分目計画）　＊満腹感の自覚変更
②間食しない（おやつを一切やめる）　＊無縁ナッツのみ可
③甘食しない（アイスやケーキをやめる）　＊ご飯はもち麦にする
④禁煙・禁酒の継続
⑤減塩・低脂肪食の実践（塩分6g以下／日）（脂肪分40g以下／日）
⑥ストレス回避（仕事もプライベートもストレスは全力で避ける）
⑦ウォーキング（30～40分の速歩を週3回以上実施）
⑧筋力アップ（筋トレとして毎日ストレッチ・スクワット・腹筋・腕立て実施）
⑨数値目標の設定（健康数値各項目に目標値を設定し、平均データをインプット）
⑩検診の年間プランを立てて実施する

そして最後に〈感想〉なる項目があって、こう書いています。

「生活習慣なので慣れれば何ともないし、健康のためと思うと楽しくなってくる」

始めたばかりの健康オタクがよく言うよって自分でも思いますが、ここで一つだけ大切なのは、前述した「お酒を敵視する」という戦術です。「引き算の人生観」の思想と骨組みを崩さず、「健康のためにあんな害毒液、絶対やめたる！」といった意気込みが自己暗示につながり、大きな推進力となるのです。

お酒をやめたことで「読書」が始まったことについては、先に述べましたが、ここに私と同年代の方で有名な作家さんでもある町田康氏の『しらふで生きる』から興味深い一節を引用させていただきます。


ここ1ヶ月ほど。折口信夫が書いた本や折口信夫に関連する本を読んでいる。と言うと人は、「なんでだー。なんでそんなものを突然、読み始めた？ 理由はなんだ？」と問うに違いない。恰《あたか》も、「なんでだー、なんで酒をやめたんだー」と問うが如くに。

そこで質問に正直に答えると、「なんとなく」という事になる。

なにも約束のない午後、書棚をなんとなく眺むるうちに手にとったのが、『折口信夫全集第十二巻』で、冒頭の数行で引きこまれ、そのまま読み耽ってしまった。

この本は私が二十一歳の砌《みぎり》、高田馬場のＢＩＧＢＯＸというビル一階で開かれていた古書市で買い求め、持ち帰って読み始めたが一行も理解できず、爾来、三十数年、宿替えの度に持ち歩いたものの一度も開くことのなかった本である。

と言うとまた、「なんでだー。なんで三十年も読まなかった本をいま読むんだー」と問うてやまぬ人があるに決まっているので、これにも正直に答えると、「酒をやめたから」ということになる。

なぜなら酒を飲んでいた三十年は人生のすべてが酒を中心に回転しており、できるだけ早く、後顧の憂いをなくしてこころおきなく旨い酒を飲みたい、そのためにはできるだけ早く一日の業務・責務を終える必要があるので、ほんの少しでも時間が空けば、仕事や雑用を済ましていたので、そんな難しそうな、しかも当面の仕事に、なんの関係もない本を手にとって、分からぬところがあれば立ち止まり、或いは立ち戻って考え、理解しながら、ゆっくりと読み進める、なんてことができなかったからである。

もちろん賢い人であれば酒を飲んで時間がなくても、素早い理解が可能なのだろう。けれども自分のような愚物にはそういう事情があった、という訳である。

以上が町田氏のご体験談ですが、やはりそうか〜、ですよね。いやいやどうして愚物などと、とんでもありません。「賢者は愚者からも学ぶが、愚者は賢者からも学ばない」という言葉がありますが、我々もここから多くを学びたいものですね。

昔の人は**「時あらば文を読む」ではなくて「時を余して文を読む」**を良しとしたようですが、近年までの私も町田氏も「時あらば酒を飲む」ではなくてどうやら「時を余して酒を飲む」という生活のリズムを無意識に繰り返していたようです。

⑬ 人生のプライオリティー

近い将来、家内と旅行して巡る際に「美しい風景に感動する」こと以前に「お酒をいつどこで飲もうか？」という考えのほうが優先しだすであろう自分に、嫌気と恐怖が予知されるということをお話ししましたが、町田康氏の『しらふで生きる』にも同様のくだりがあります。

「（中略）飲むために働いている、みたいになっていないか。飲む以外のことの価値が君の中でとても低くなっている。それこそが苦しみなんだけどな。まあいいや、好きにしろや。世の中の美しい景色や悲しく切なくだからこそ愛おしい人の情をどうでもよいこととして雑居ビルの一室で脳を痺れさしていろ」

このように、きつく仰られています。ユーモア溢れる氏の文章の中に真実がキラリと光る瞬間です。更に価値観のプライオリティー（優先順位）が狂ってくる旨を次のように断罪されます。

つまりまとめますると、そう、酒の楽しみは人生の資産でなく、楽しみと呼んでいるものは実は負債そのものであった、ということを教えたんだよ。この考えを推し進めると、そう。必ず人生そのもののバランスに思いがいたる。楽しみの反対側には必ず苦しみがある。絶対ある。生まれたら死ななければならないように。

つまり生という資産の反対側には死という負債がある。だから生きている間は、楽しみが苦しみをわずかでも上回るようにしなければ、ただ苦しむために生きているということになるのだ。しかし、少なくとも飲酒だけに限って計算すると、これまで見てきたようにマイナスが大きすぎて、苦しみという負債を増すだけだ、ということが明らかなんだよ。だからこそ奴が狂気の水底に沈んで見えなくなり、僕が正気の岸辺に上陸した、とこういう訳なんだよ。

町田氏の価値観と同じように私自身、「自分は没頭するタイプだから」などと訳のわからぬ言い訳をしながら、「お酒＝夕食限定飲み放題」、「煙草＝一日解禁吸い放題」、「ギャンブル＝休日限定やり放題」みたいなことを繰り返してきたわけです。

煙草について当時の私の思考回路を思い出してみると、例えばどんなに美味しそうな料理を前にしても「これを食べた後で吸う一服が楽しみだ……」みたいなことばかり考えていて、料理の価値が消失していました。

あるいは飲酒について言うならば「今日は早く仕事を終えて美味しいビールを飲みたいな～」と楽しみに帰宅し食卓に着くが、美味しいと感じる1杯目は気づかぬうちに終わり、2杯目あたりからは「もうこの辺でやめておこうか、いやいやもう1杯くらいなら」と毎日同じ葛藤を繰り返しては悩んでいました。つまり、**すべてにおいてお酒を飲むことを最優先してきた自分**がいたのです。

更にややこしい話をします。人間は一日三度の食事を楽しむことができますが、家内と新婚旅行でアメリカ西海岸からクルーズ船に乗ったときは、欧米人の食習慣に合わせて、なんと一日五食の「肥満へまっしぐら」コースを体験しました。まあ、普通に考えて朝昼晩と三度の食事を楽しむ生活がまともでしょう、ところが、またしても大きな疑問が頭に湧いてきます。退職後の不埒な自分を想像するのです。

食事と食事の間のゆるやかなる時間（つまりインターバル）、家で暇を持て余す中、仕事やそれに纏わるアポや商談やいろんなことから解放された私が、果たしてどこまで自分の行動を許すのか？ きっと大いなる心と懐の深さで寛大なる措置を自らに講じるであろうことは明白です。つまり、アマゾンプライムかネットフリックスで好きな映画を観ながら、美味しそうなつまみかおやつをあてに、よ～く冷やした缶ビールをプシュッと開ける姿がまるっと目に浮かぶのです。

勿論、禁煙後に始めた「有意義な」読書やら絵を描くことやら展示会を観に行くことやらを実行していても、「尚且つ危険な環境にいる」ことに変わりありません。むしろ、そういった文化的な行動を（無理して）行っているときこそ危ないのです。

何度かお話してきたようにお酒はイメージ戦略に長けており、映画や小説において、ロッキングチェアでゆっくりと読書する老紳士の片手には、必ずと言っていいほどブランデーグラスを揺らせているという構図が描かれています。

「お酒を敵視する作戦」隊長の私に言わせれば（いつからそんな部隊が出来上がったのかは別として）、それらのアルコール類は「美辞麗句を並べ立てた嘘っぱちの装飾品」であるのです。そこにあってはならぬモノなのです。しかし、この作戦に参加していない世界中の心優しき同志たちは皆、無意識化でこのようなシーンを美化し、「人生の楽しみ」とか、悪くすれば「目指すべき高尚で崇高な姿」だと大勘違いしているのです。本当ならば、その老紳士の片手にはチュッパチャップスか塩昆布あたりを持たせておくべきなのに。

要は時間という制約もしくは仕事という縛りから解放されたときに「酒飲みは自らと葛藤する」ということです。そしてそれは、体を壊してからも入院生活を余儀なくされてからも延々と続くのです。なぜか？ 明確です。ここまでに述べてきたお話の中に「解」がありまず（「怪」ではありません）。それは、飲酒というものが喫煙以上に悪質な**刹那主義的行動を伴う「依存性」毒物**だからです。

「結構、きつく言い回した上でぶん投げて踏みつけましたね、隊長！」とか言われそうな展開になってきました。

時々私を襲うのは、ちょっとした同情心や申し訳のなさといった感情です。なぜなら、ついぞこの前までバリバリの飲酒常習者だったばかりか、お酒の業界でドップリと商売をさせていただいてきた身だからです。「この恩知らずが」とか言われても仕方ない状況で、断酒というミッション成功のために「お酒を敵視する作戦」隊長に自ら着任し、その任務を遂行中のため、余分な考えを極力排して烈火の如くお酒を叩いているのですから。

この直線的な思考の繰り返しこそが、「飲酒＝無罪」とか「飲酒＝スマート」などといったマヤカシごとを払しょくする唯一の手立てだと信じているのです。私自身が、煙草もお酒も同じ方法で一瞬にしてやめられたのですから。

私の後方には、既に多くの同志諸君が〝匍匐前進〟（ほふくぜんしん）の隊列をなしてくれています。後ろを振り向かなくても気配で十分わかります。そして隊長は言うでしょう。

「そろそろ教えてくれ。俺たち今、どこにいる？」

そう、話の螺旋《らせん》は避けなければなりません。なぜならば隊長に付いてきている皆が迷うからです。そこで、隊長の立場から一旦離れて、この項の本題に戻ることにします。

いわゆる、本項の「人生のプライオリティー」というテーマにやや負けて論理がふらついてきたこの場を立て直すことにしましょう。

「坊主憎けりゃ袈裟まで」という言葉があります。つまり、一旦憎悪の感情を持ったらそのすべてが憎らしいという意味合いですが、この対象を「@お酒」もしくは「@飲酒」というように文字変換したらどうでしょう？　私の作戦行動は一貫しているというわけです。そうすることで、精神力で禁煙だとか、根性で禁酒だとかいった厳しく難しい道程を経ることなくすっとやめられるのです。

なぜなら、その作戦を徹底して繰り返すことで、**酒はズルくて憎い敵だという姿が「自分**

の潜在意識に入り込む」からなのです。

また、怒りや憎悪は大変大きく燃え上がるエネルギーなので、これを逆利用します。この強力な〝負のエネルギー〟を強大な〝負の存在〟である「酒」にぶつけて、一気に「酒」のイメージを消滅させ、大いなるプラスエネルギーに変えるのです。

話の核心にいきなり入ったところで、もう少し話題を広げてみようと思います。

アレン・カー氏の『禁酒セラピー』にある〈精神力での禁酒はやめて正解！〉という章から、一部引用させていただきます。

今思えば、あのとき禁酒に失敗したのは精神力が弱かったからではありません。精神分裂症的な状態で、自分の中にいる二人の自分が葛藤していたからです。お酒の正体を理解しないまま禁酒や節酒をしたのでは、お菓子を食べさせてもらえなくて駄々をこねる子供と同じ。

精神力を使った禁酒を六ヶ月でやめておいて正解でした。あのとき自分に我慢が足りないと感じたのは、「精神力が弱いから禁酒に失敗する」という先入観を持っていたからです。しかし、お酒という罠の仕掛けを百パーセント理解できるようになった今では、あのとき自分を「精神力が弱い人間だ」と言って責める必要がなかったと思えます。

（中略）つまりそれは、精神分裂症的な状態のままだったということ。「禁酒という大きな犠牲を払っていては人生を楽しむのは無理」と信じていたのです。その考えが時間とともに消えることはありませんでした。反対にどんどん大きくなっていったのです。（中略）お酒の誘惑に耐えるために常に精神力を使わなければならないとしたら、どの時点で「お酒が完全にやめられた」と言えるのでしょう？　一生言えませんね。誤解しないでほしいのですが、私は強い精神力を持つことが悪いと言っているのではありません。でも、一生惨めな気分で過ごしたくはないでしょう？

（中略）ここで重要なポイントは、アルコール依存症の人の心が、精神分裂症的な状態になっているということ。誰もあなたに飲酒を強制しないのですから、あなたの心のどこかに「飲みたい」という気持ちがあるはずです。一方で、「飲みたい」という気持ちと同じくらいに「飲みたくない」という気持ちも存在するのです。

もうひとつ重要な点。それはお酒は化学物質ですが、飲酒の問題自体は心の問題であり、問題解決には心の治療が必要だということ。心の中の葛藤を取り除けば、お酒はやめられるのです。でも、そろそろ「罠にはまる前のすがすがしい状態に戻れるかもしれない」という気になってきたのではないですか？

このように、精神力による禁酒は無理だということを論じています。

⒁ お酒の美辞麗句を引き剥がす

とても興味深くエキサイティングな展開になってきました。

この辺で、ここまでの隊長の言い分を少しまとめてみましょう。

まずこの第3章は、本書の主題でもある「テキストに入れる材料」を集めている核心部分であるということ。そしてその材料は、ここまで（1）～（13）と項目ごとにテーマを付けながら、お酒を断罪し続けているということ。

そんな中、この（14）項では更なる攻めを隊長が仕掛けるということ。

ここからがまさに、自称「お酒を敵視する作戦」実行部隊・隊長の腕の見せ所なのではないでしょうか?

そう、お酒の美辞麗句をまずは引き剥がしていくのです。これにひとかけらの根性も精神力もいりません。むしろ人の足を引っ張るのが大好きな方にとっては楽しい作業です（失礼、隊長自身はそうなのですが）。

長い間、地球規模で愛おしい存在として扱われてきたお酒ですが、実は「心の杖」ではあっても決して「心の友」ではないのです。このことをまず、心に刻んでおかなければなりません。

真の友は適切な距離をとって相手のことを考えますが、お酒という存在はいきなり眼前10センチの所に現れて「飲め、ほらどうした、飲めよ！」みたいなことをしでかします。その上、一旦飲みだすと「どうじゃ？ うまいか？ もっと飲むか？」などと言ってどんどんと迫ってきます。

無作法で厚かましく、鬱陶《うっとう》しくて危ない。それの、どこが美しいのでしょうか？

今こそ我々は、**地球規模のあらゆる手段を講じて宣伝されてきた「お酒の正体」を天下に暴露し、直視し、検証していこうではありませんか！**

じゃあ始めましょう、「酒の正体発掘作業」を！ 私こと隊長の、断酒の武器となった「断酒テキスト」からいくつか抜粋してご紹介します。

・「アルコール依存症」には、アルコール量が知らず知らずに増えていった人が多く、**誰しもが「急に罹患する恐ろしさがある」**……人にもよるが2〜60年で罹ってしまう。

・「アルコール依存症」はいったん罹ると地獄の苦しみで、抜け出そうと必死に戦うがなんと**20％の人しか治らない厳しい病気**である。

・「禁煙」には世界中が厳しいが、なぜか「禁酒」には寛大すぎるのが現代社会の盲点であり、謎であり、過ちであり、巧妙に仕組まれた罠である。
・「何かを始める」のは大変な勇気と努力が要るが「何かをやめる」のはシンプルに考えれば簡単だ。なぜなら、もともとしていなかったことなのだから。
・誰しも人生1回限り。「満足のいく人生」と「納得のいく人生」は似て非なるもの。でも少なくとも今からでも「納得のいく人生」にはしなければならない。「断酒」するということは、まさにその意に適うことである。
・煙草をやめるときに「人間の鼻は煙突じゃあない」「人の肺は空気清浄機ではない」「間違った使用方法を正そう！」と考えたのと同様、「肝臓はじめ五臓六腑は酒という人工化学物質を濾過するために授かったんじゃあない。健全な食生活を送るための重要機関（臓器）なのだ」と考えるのが正しい。
・本当に美味しいのは「お水！」。心底、喉が渇いて一番に喉を潤したいのは冷えたおいしい水に他ならない。冷静に考えたらすぐにわかることだ。
・冷えたビールが美味しいというのは「後天的に植え付けられた錯覚」・妄想。あの日、最初に大人の真似事としてビールを口に含んだときの苦かったこと……あれこそが事の真相であり酒の正体だ。

・自分の場合は酒も煙草も中途半端に節制するという芸当ができない。即ちきっぱりとやめるのが正しい方法で、それこそが悩みなく生きていける行程だ。
・煙草やギャンブルをやめていったときの充実感、ワクワク感、ゆるぎない自信、幸運な出来事との出会い等、思いがけぬ副産物を思い出せば、断酒に対してもポジティブに、何か期待を持ってワクワクしながら取り組めそうだ。
・「美味しい！」と思ってお酒を飲むのは洗脳された脳のエラー信号で、更に「もう1杯！」と要求するのは「依存症」にやられた脳の恐喝行為。
・「もう1杯飲みたいが、後で辛いし体に良くないし、ああ、どうしよう？」となるのが、お酒をコントロールできず且つ依存してしまっている人の姿。この状況は、決してお酒を楽しんでいるなんてものではありません。
・本当に「自由な時間」を享受するとき、飲酒者は「ここで今飲もうか？ それとも、もう少し我慢してからにしようか？」などと常に飲酒について考え悩んでいる。それはもう滑稽なまでに「不自由時間」に悩む酒徒の姿なのである。
・煙草をやめたときと同様に「大っ嫌い！」なものとしてやめちまおう！ あの飲みすぎて吐いたときの酸っぱい苦み、臭さ、不快感。「百薬の長」などと善人面しておきながら、血管系（脳・心臓）病や内臓系の癌に直結している曲者。実は「百害の王」。他人が飲んでいても近づくと「いや〜な臭いがプンプン！」。

・「飲みにケーション」の嘘を暴こう。心の通じる会話や、楽しく過ごす時間はお酒があってもなくても関係ない。要は当人次第で、寧ろお酒が原因で思わぬ方向へ脱線してしまい、後顧の憂いを招くことのほうが余程危険だし馬鹿らしいことだ。

・喫煙者もそうであるように、飲酒者は何か落ち着きがない。よ〜く定点観察してみるとよい。煙草を吸わない人、お酒を飲まない人のほうがゆったりと落ち着いているし、堂々として見える。

・煙草もお酒も「手放せないツール」となっており、「心の杖」と化している。それは不幸なことに、それらによってコントロールされてしまっている状態だ。一般的にそのような生き方を「依存している」というし、人としての弱さを顕している証左である。

・「ノンアルコールビール」という力強い代用品も、しっかり駆使すればよい。喉の渇きを癒すのにビールとなんら変わりなく飲用できるし、何杯飲もうとなんら気にならない。

・「補完的行動」

　お酒をやめてから半年以上経過したら、一度飲んでみればいいでしょう。

「えっ⁈ それはダメでしょう！」という声が聞こえてきますが……私はそうしました。

そうすることで「断酒」という頑なさや窮屈感を払拭できるからで、そのとき注意すべきは以前のように「ノーガードで飲まない」こと。

言い換えると、「こんなに大っ嫌いなお酒を、試しに少しだけ口にしてみてやろうか？　絶対まずいのは知ってるけど！　まあ、あんまり遠ざかっててもかわいそうだから」と、間違いなく**「美味しくない」ものとする暗示か呪文を自分にかけておいて、その上であくまでも「上から目線」で少しずつ口に注ぐ**。そうすることで、「ほんっとまずいわコレ！」というセリフを口走ったら完璧。でも、せっかくだからとグラス1杯分のビールはチョビチョビ飲みましたけど。口に出して言うことで、更に実感として「潜在意識に入り込む」のです。

このようなシチュエーションは多くの仲間と一緒とかではなくて、例えば奥さんと2人きりでの外食とかが望ましいです。なぜなら、ある意味、綱渡り的で危険な実験であるから。しかし私の場合、まんまと成功しました。

先述した戦術の如く（ややこしい言い方だ）「精神力での禁酒は難しいし失敗する」ので、どういった作戦展開かというと、「お酒を敵視し蔑《さげす》み憎む」こと。これでもかと繰り返してお酒の狡《ずる》さを感じ、お酒への憎悪を「自らの潜在意識に入り込ます」。この敵視作戦のコンセプトがズレていない限り、1度や2度「飲んでみる」のは全く構わないと考えています。その際、「あ〜、やっぱりな！　まずいわ、これっ！」を帰着点にしていれば、更なる「潜在化」が実体験で押し込まれるので、「まだ飲みたい」とか思うことは一切ないのです。

私の経験では、ビールがアルコール臭くて本当に美味しくなかったのです。

以上、いかがでしょうか？　補完的行動としてテキストに加えていただくとよいかもです。普段ノンアルコールビールで十分満足している隊長は、そのとき正直に「アルコール臭さっ！」と感じました。それは「やったぁ！」という満足感と安心感でもありました。そこから先は、「自らが本当に納得して」ノンアルコールビールとウーロン茶で美味しく楽しい時間を過ごせたわけです。

先述の通り**「納得のいく人生」にはしなければならない**と思っています。なお、この内容については第15章〝「たまの一口」戦法〟で詳しくお伝えします。

第4章　テキストの活用方法

ここまでのところで、ほぼ皆さんのテキストにはしっかりと具材が揃ってきたのではないでしょうか？

勿論、皆さんと意見が違うと感じる箇所は無視していただくといいですし、皆さんにとって参考となる箇所を抜粋していただければと思います。また他の本やウェブ情報などからもコピーして差し込まれたらいいと思います。大切なのは自分の納得する内容を入れ込んでいき、独自の「断酒テキスト」を作るということです。

そしてそれをまるで自らの辞書か教典かの如く、そこに頼るという手段、このことこそが最重要かつ真骨頂です。**A4ファイルの中身に差し込む「酒憎し」メモこそが宝物なのです。**

感じ方としては各自いろんな思考（ここではお酒への憎悪感や蔑《さげす》み感）があるでしょうから、ご自身の思いつく限りをテキストに差し込まれたらいいと思います。ここまで羅列してきた隊長の「酒憎し」内容をそうだと思うところだけコピーするか、書き抜いて差し込むもいいし、いろんな新聞とか文献とかＳＮＳとか多情報の中から気に入った内容を差し込むもいいし、自らが沈思黙考し編み出した思想を組み込むのも、大変いい方法です。

　要は、第2章で述べたように「お酒」＝「憎き敵」構図を作り、お酒のズルくて憎らしい実態を親の仇くらいに浮き彫りにして、1冊のテキスト（ファイル）にまとめること。それは気づきのたびに追加されればよいので、いつ完結とかはありません。

　しかし、書斎の本棚の手の届きやすい所に、背表紙に表題付きで鎮座させておきましょう。そうすることで、**自らの確固たる思想がそこにあるという「安心感」**が得られます。

　いつから「断酒」に入るかについては後述しますが、まずはこの武器が存在しているかどうかが大切なポイントなのです。

　そして断酒後に不安に駆られるようなことがあったら、いつでもそのテキストを開いて自分の意思を確認すればいいのです。

　自らが嘘偽りなく「納得して」作り上げた思想・考え方・人生観であり、お酒に溺れた半生への鎮魂歌でもあり、改めてお酒を直視できた実態レポートでもあり、「呆れたよ、酒なんてものには！」という上から目線の確認書でもあり、この武器は**いろんな角度からあなたの断酒という高らかなる行為を力強くサポートしてくれるでしょう。**

　さて、「あるだけで」心落ち着く「断酒テキスト」の存在価値が次第にわかっていただけたでしょうか？　いやいや、これは実際に皆さんが作ってみて、あるいは作り始めて実感できることなのです。ここに、また楽しいキーワードが出ましたね。「作り始めて」の段階でもいいんですよ。

つまり、いつをもって完成という本ではなく、常に気づきのたびに追加し続ける本で、そのたびにこのテキストは養分を得るが如くパワーアップしていくのです。アイエヌジーなのです。

どうです？　楽しいでしょう？　先述の如く、断酒は精神力では果たせません。本当に心底「お酒を憎み、嫌い、軽蔑」しなければこのミッションは果たせないのです。

そして自らの脳髄に、ハートに、魂にこの思考を叩き込むのです。あらゆる方法を駆使して。その基幹部分、ヘッドクオーターをなすのが「断酒テキスト」であり、皆さんが酒という敵を駆逐するための唯一強力な武器なのです。

それではその武器のトリセツ（使用方法）を、隊長の実体験からご説明していきましょう。

まず私の場合、断酒は2019年1月16日から始めました。直接の理由はというと、お医者さんのぷちドクターストップ（この「ぷち」というのは、あくまでも私自身の判断基準から……）がきっかけでした。しかし今もって言いたいのは、そもそもその頃から「やめんといかんなぁ～」みたいな心根が生じており、なぜならば先述の如く「依存していってる自分」にうすうす感づいていたからです。

還暦を迎えた昨今、近づく退職後の華やかなる余生を、この鬱陶《うっとう》しい……「お酒飲みたいけど昼のこの時間からでも飲むの？」みたいな、更には「お酒美味しいけど、まだもう1杯飲もうかやめようか？」みたいな、貧相でみっともない逡巡や葛藤を激化させることは是非ともやめにしたいと、心中穏やかならぬ自分がいたのです。

で、始める時期はというと、先生から提案されたのが２０１８年10月であって、開始日についての翌年の頭つまりお正月からにしようか、それとも正月くらいは皆で美味しくお酒を戴いてからその後としようか、などと少しばかり考えるも、その時点からは既に「断酒テキスト」の作成にかかっていたのです。

結果的には娘の誕生日の1月16日から断酒したのですが、約3か月間に及ぶ「断酒テキスト」作りにおいて隊長は着実に任務遂行を果たしていたわけで、その間お酒を飲みながらも「お酒憎し」の旗印のもとコツコツと酒の不都合な部分を暴き続け、美辞麗句を引っぺがし、「こんなの（飲酒）やってられるか！」状態に精神を集中し、「酒憎し」を自らの潜在意識に入れ込んでいったのです。

皆さんのお声が聞こえてきます。そう、「飲みながらするな」と。でも、いいのです。飲みながらでもこの大切な作業、テキスト作りはできるんです。酔った勢いでもできるんです。

どうですか？ スグレモノでしょう？

そして隊長は実行日Xデーを２０１９年1月16日に決定し、**毎日をワクワクしながら準備し**続け（準備といってもテキストに材料をぶち込むだけ）、遂にその日を迎えます。

因みになぜその日にしたかというと、「正月酒も済ませ、1月中旬がいいかな、覚えやすいところで娘の誕生日にしておこうかな」くらいの軽いノリです。

ここで重要なのは、この「断酒前準備に悲壮感がない」、「ワクワクしながら当日を待つ」といった嬉しい快晴の心象風景です。これは既に、3か月間のテキスト作成作業の中で自らの潜在意識に「酒＝敵」「さけ＝憎い」「アルコール＝汚い」「ビール＝マヤカシ」みたいな思考が徹底的に反復的に入れ込まれているからなのです。

そうすると、自分でも「へっ？」てなくらいお酒への未練が薄れていきます。

先述の通り、1度や2度くらい飲む日があっても「かまわん！」みたいな心のゆとりを備えておけば尚更です。そのかわり、そのときの「飲み方」は先述の内容を必ず守ってください。そうしないと大変です。でもそうすれば何てことないし、更にお酒が遠ざかります。

さあ、どうでしょう？ 楽しさが伝わってきますか？ 因みに隊長自身は12年前に煙草をやめる際、全く同様の手段を用いています。なので今回も流れ的に同じなので、スムーズに事が進みました。

煙草も、やめたのちに2回だけ吸っています。勿論、先述の作戦通りに。つまり、まんまと「吸ってみても美味しくなかった！」のです。煙草の場合はある本によると「イッポンだけお化け」というのが出るらしく、１本だけならいいだろうとするのが命取り、つまり元の木阿弥になるという論理なのですが、それには医学的説明もついており、たしか頭の中の快楽中枢のなんとかって物質が１本吸っただけでも分泌されるらしく、それによって脳の中に何万個もある快楽分泌液の受容体の蓋がいっぺんにぜ～んぶパカッと開いてしまうらしく、それらをすべて閉めるのは至難の業で、また吸うことしか考えられなくなる、みたいなオカルト顔負けの恐ろしさを述懐されておりました。

そのことを隊長は自らの「卒煙テキスト」で知っていながらも、麻雀のヤミテン時にわざわざ「もらい煙草」で実践したというツワモノで、「おっ！てんぱったなコイツ」とか言いながら差し出した煙草に火までつけてくれた隣のお友達は、そこで即ふりこんでくれました。「ぶふあ～っ！」と驚いて煙を吐き出したのが「ロンっ！」と聞こえたかどうかは別として、愉悦の瞬間を味わった隊長ですが、何が愉悦かと言うと、そのときあがったからではなくて、何といっても予想通り（というか思いっきり洗脳した通り）そのてんぱり煙草がまずかったから、という点にあるのです。

それは跳満程度であがったことなんかよりも、ずっと深くて大きな悦びだったのです。

「やったぁ！」と心の中で叫んだつもりですが、大声になっていたみたいで、隣のお友達に「なんでやねん」と思い切り嫌そうな顔をされました。

第5章　テキストの応用編

「断酒テキスト」は、どんどん自分なりに臨機応変に使っていけば可能性は無限大です。更に言うと、煙草を卒煙するときには、禁煙ガムや禁煙パッチ等は一切使わずに「卒煙テキスト」のみでスパッとやめられたのですが（強いて言えば禁煙パイポは当分持ち歩いていました）、それは先述の通り精神力に頼らずにやめる手法だからなのです。その点、お酒はどうでしょうか？　そう、隊長の行動パターンをご説明しましょう。

お酒には「ノンアルコールビール」という代替品があるのを、皆さんご存じと思います。私はこの代替品を最大限に利用し、毎日毎晩愛飲しています。勿論、「断酒テキスト」は心の柱としてフル活用すればよいのですが、その補助具としてノンアル（ノンアルコールビール）は最適だということです。

もっと言えば「断酒テキスト」の中にも「ノンアル」のメリット・効用・効能・喉ごしと味覚の進化・歴史・メーカー比較・適切使用法等々、連綿と書き連ねたページがあります。私は「酒類メーカーの罪滅ぼし品」と位置付けて、コレを日々愛用している者です。

テキストを読み返しながら酒を憎み、敵視し、潜在意識に入れ込み、本当に酒嫌いになる手法は既述の通りですが、「ノンアル」のような飛び道具、いわゆるロケットミサイルを用いることも気高い孤高の士が目指す「断酒道」のためには必要ということです。

話が大きく広がってミサイルにまで至ったので、ここで思い出すのは、日本が有する平和主義スローガン「非核三原則」。「核兵器を持たず、作らず、持ち込ませず」なのですが、みうらじゅん氏の言うそれは「比較3原則」なるもので、「他人と比較しない」「過去の自分と比較しない」「親と比較しない」を人生の最重要方針として捉えたものとなっています。

ここでまた、町田康氏の『しらふで生きる』から引用させていただきます。

他人と自分を比べることによって自分の価値を計ることの無意味を知る。

という一事に尽きる。「他国の通貨に比べて」自国通貨は高い／安い。「他人と比べて」自分はアホ／かしこ、ということになんの意味も無いということを知るべきなのである。

それを知れば虚無退嬰に陥ることはない。自分が阿呆であるか賢児であるか。自分が内面的に豊かであるか貧しいか。それと他人は関係が無い。それをこそ知るべきなのである。

それを知らないで、他との比較においてのみ自分を知ろうとすると、絶えず不安に脅かされることになる。なぜなら他人もまたそのようにして自己を計っているからである。


氏は、他人と比較することの不安からお酒を飲む、ということの無意味さを喝破しています。つまり両氏とも、他人と自分を比較してはならず、そこには意味がない旨を言われました。しかし、断酒道の飛び道具でもある「ノンアル」についての製品比較は、極めて重要です。


私はお酒の業界にいた人間ですから、酒類業界のいわゆる「メーカー」と呼ばれる人たちとも数多く宴席を重ねてきました。

その中で「ノンアル」が誕生した頃に、こんな会話がありました。「この前、〇〇社のノンアル飲んだけど酷い味だったねえ！」とある営業マンが言い出したのです。「どんな味だった？」と聞くと、「まるでミドリムシのようだった」と言います。そこで一同納得して「ミドリムシかぁ、そりゃ酷いな」と返していました。

ここでふと思うのは「なぜ皆がミドリムシの味覚を知っているのか？」ということ、更に言うと「そもそもミドリムシとはどのような虫なのか？」ということです。今思うと不思議なコミュニケーション内容であり、このように酒を飲んでの会話は意味不明なものが多いのです。

ノンアルの作り手であるメーカー各社の売り部門の担い手であるべき営業マン（ややこしい言い方だ）たちからも、このような悪しき評判が出まくっていたのが、かつて草創期もしくは黎明期の「ノンアル」の実態だったのです。

その頃の隊長は「酒持ってこいや、ガンガンいくで～！」状況だったので、ノンアル談義にはほぼ興味を示さず、どうしても今日は運転で飲めないからってときにしかノンアルのお世話になっていなかったのです。つまり多少、味がどうあろうとどうでもよい人だったのです。

しかしそれから幾年月、人間のなす技は日進月歩進化し、今日の輝かしい「ノンアルコールビール」として醸成されたのです。それはそうでしょう、アルコールビールを作る張本人である酒類メーカーが本気で作る「ノンアルコールビール」なのですから。

物事の酸いも甘いも表も裏も知り尽くした技術陣が、時間をかけて必死で創出した製品には、それなりの本物感が備わっています。トヨタが車のおもちゃを作るようなものです。

私個人の感想を言うと、メーカー別によってこれほどまでに「喉ごし」「味覚」「風味」に差のある商品は、世の中そうないと思います。どういうことか遠慮抜きに簡潔に言えば、同じノンアルでも天地雲泥、月とすっぽん、提灯と釣り鐘くらいに実力差があるということです。

　これは断酒実行後に、長い時間をかけて毎晩夕食の場を用いて、私自身が楽しみながら比較分析してきたことゆえに、自信を持ってお伝えできることです。

では「どこの何々が最高!」とかは当然この場で言える話ではなく、皆様ご自身がその実行過程において「楽しみながら」、それぞれが唯我独尊、自らの「一隅を照らす」光明へと辿り着かれんことを切に願う次第であります。

　もう1つ応用編として挙げておきたいのは、第3章(12)項の〝やめて始めたこと〟にあるような、〝新たに始めるいろいろな意義深い行動〟と断酒との相性の良さです。

　先述したように絵を描いたり、展覧会に絵を観に行くという行動も、本を読み耽るという行動も、音楽を聴いたりギターを弾くという行動も、健康オタクとして日々の日課をこなすという行動も、どれもが断酒という「意識」または「行為」と驚くほど相性が良かったと思っています。

　ここで「意識」ということを述べているのは、深みのあることをしているときに、ふと「自分の欲求からお酒というものがまるでなくなっている」ということを思い出して、心の中で反復することがとても心地よく感じられ、そのときしていることに集中しやすくなるという意味です。それが自分の中の自信となって、「澄んだ心」で取り組めるというわけです。

また当然ながら絵を描いたり、本を読んだり、ギターを弾いたり、健康管理したり、ウォーキングや筋トレしたり、といった行動に対して、断酒という「行為」そのものも大変相性がいいということについては言うまでもありません。

「澄んだ身体でスキッと行動できる」のです。一方、お酒を飲んでいたら「濟んだ身体でだる～く行動する」のです。

頭は朦朧とし、眠気はあるし、だるくて集中力を欠き、遂にはやる気を失うでしょう。それなのに、「景気づけにお酒を飲んでいっちょ頑張ろう」などと意味不明のフレーズを唱えるのは、毎回自滅している人たちです。

これらのことを考えると、「刹那的」楽しみである煙草やお酒から離れて「深みのあること」に時間と精力を割くということは人生においてとても大切なことであると同時に、それら刹那的なことから距離を置いている分、「新たな取り組みは、はかどりやすくなっている」という大きな効果も得ているのです。

だから「断酒」によって何か大きなものを失うのではないだろうか……みたいな心配は一切不要で、失うどころか実は大きな収穫を得ることになっています。

また、先述の「断酒後に始めたこと」の項では挙げなかったのですが、煙草をやめた頃から「日記をつける」「ブログを開設する」「執筆する」ということも順々に始めました。私の場合は、13年前の２００７年12月２日に卒煙したときから日記が本格化します。

もう少し正確に言うと、２００５年４月14日からぼちぼち日記が始まり、卒煙後に毎日つけるようになり、２０１０年10月には絵のホームページにブログを開設し、最近になってからの断酒後は、徒然なる執筆活動を開始したという具合です。２０２０年９月には『コロナに勝つ心 ～賢人たちからのメッセージ～』（たま出版）という本を全国出版させていただきました。

これらのことからわかるように、今までしたくてもできなかったことが次々とできるようになりました。**そのコツは「刹那的な楽しみ」をやめる……このことに限ります。**

で、それぞれがつながり合ってリンクしていくと、更に相乗効果を増します。

どういうことかというと、断酒と相性の良い「日記」や「ブログ」や「執筆」の中身に、**断酒という〝自分史に残る世紀のイベント〟を書き込んでいくのです。**それはワクワクする作業です。なぜなら自分にとっては何より興味深いことであり、意識を高めていることでもあり、筆の進む作業だからです。

このときの注意点は、日記は自分と向き合うためのものなので、正直に断酒の妙味や意義深さなどを吐露すればいいと思うのですが、ブログとなると多くの人たちにご披露する場なので、「昨日から40年間親しんできたお酒をやめました〜」みたいに、サラッとクールにネタ出ししたほうがいいと思うのです。

そうすることで、日記もブログも内容の充実度がググっと上がります。

また、執筆（本にするかどうかは別として）においても「断酒」というキーワードは絶品です。現に今、私はその真っ最中ですから。

煙草については、同じ嗜好品でも、その不利な社会的立場がはっきりさせられていますので、多くの人々は自分なりの意見と見解を持っています。吸わない人にその信条があるように、ヘビースモーカーにも自分の信条があるのです。

しかしお酒となると、からっきしダメです。今まで拙著で述べてきたように、「飲み過ぎは体に良くないなあ」くらいの観念しかブレーキがついていません。

一方、お酒への美辞麗句は「よくぞそこまで……」と言えるほど纏わりついています。そしてお酒の正体については、多くの人たちは何も考えていません。なぜなら「考えさせられないように」仕立ててあるからです。そこには危険なイメージはなく、綺麗で肯定的な姿しか見せていません。したがって、お酒にまつわる嘘や幻想をあからさまにしていくことは、読む人たちにとっても凄く新鮮な驚きと情報になるのです。

また今回の私自身もそうであったように、文章にすると、まとめ作業ができて「やめて良かったな〜」的な再発見と再確認ができるのです。

今までお伝えしてきたような行動（日記・ブログ・執筆等）のどれか1つでもいいので、実際に断酒後に始められることをお勧めします。そうすることで、いわゆる「断酒をワクワクしながら楽しんでいる」状況に持ち込めるのです。「断酒テキスト」と響き合い相乗効果を高めます。そうなればしめたもので……**「断酒活動」とも言える自分のイベントが一気に進行していくようになるのです。**

今までお伝えした「日記」や「ブログ」や「執筆」もしくはそれ以外の方法、例えば自分の断酒について友人と意見交換した会話録など、どのような形でもよいので、それらを自らの「断酒テキスト」に反映させ、入れ込んでいくことをお勧めします。そうすれば、テキストはより立体的になり実効的なものになります。

このようにして世界にたった1つの「断酒テキスト」に養分を与え、花を咲かせましょう。SMAPの唄みたくなってきましたが、それほどまでに「断酒テキスト」は価値があるものなのです。

隊長が最初からお伝えしてきたように、感情的に「お酒憎し」の考えが充満するテキストが勿論、望ましいし、それでないと闘えません。

しかし、冷静にお酒について考察し、日記やブログや執筆の内容まで入れていくことで更に中身が充実し、論理的で納得の1冊となっていくのです。

そして、日記などで自分なりに導き出した「お酒の正体」をテキスト内に加えていくことで、お酒に対する未練や名残り惜しさ、「断酒」に対する疑いといった悩ましい煩わしさからも解放されます。

なぜなら、自分が考えに考えて辿り着いた「答え」だからです。

日記やブログ、執筆活動といったツールを使うことで「自分は今、断酒活動をしているんだ」という自覚と喜びが増し、頭は冴えて次々とお酒の正体を暴き出し、見事に自分なりの正解を見つけ出すことでしょう。

こうして、「ノンアルコールビールの解析」をテキストに入れたり、断酒して始めたこと(日記やブログや執筆等)とリンクしてテキストを充実させたりしながら日々を過ごしていくと、断酒に対する恐れがなくなります。

これはとても大切なことで、「怖れによって始めることはネガティブ」で「喜びやワクワクする情熱で始めること」はポジティブであるということが、私の好きな著書には多く書かれています。そしてネガティブは自分に奉仕し、分裂する性質を持ち、ポジティブは人に奉仕し、拡大する性質を持つと言われています。

したがって日記などを通して自分の考えを深掘りし、より身近なテキストを携えることで、断酒に対する疑いや怖れから解放されて、前向きでポジティブな断酒活動へと自らを導いてくれるというわけです。

第6章　ポジティブな断酒

ここで、ポジティブとネガティブということについて断酒に絡めて考えていきましょう。
先に述べた通り、**断酒するにあたって何より大切なのは「ワクワクしながら楽しんでお酒をやめる」ことです。**

「何か大切なものを失ってしまうのではないか？」みたいな疑いや怖れを抱いていては、絶対にお酒からは逃れられません。もし断酒したとしても、死ぬまで「お酒欲しい」という未練と欲求に苛まれます。なぜなら「怖れに立脚した行為」はネガティブに値するからです。

一方、「ワクワクした情熱で楽しんでする行為」こそがポジティブな行為なのです。これらのことについては、私の愛読書『バシャール×坂本政道～人類、その起源と未来～』（VOICE）の中から引用して解説させていただきます。

〈ポジティブとネガティブ、そのメカニズム〉

坂本　はい。ではさらに、ポジティブ、ネガティブがどういう意味なのか。目覚めている、覚醒しているとはどういうことなのか。
これらについて聞かせてください。

バシャール　ポジティブなエネルギーとは、結びつける、統合していくはたらきのあるエネルギーで、拡大していく力があります。

ネガティブなエネルギーとは、バラバラにする、分断していくエネルギーで、一つひとつ個別に孤立させていくはたらきがあります。

これは何も価値判断をしているわけではありません。個人の中に存在しているエネルギーの種類のメカニズムをただ観察しているのです。

つまり、調和的であるのか、非調和的であるのか、どちらかだという意味です。その人の真実の自己とつながっているのか、それとも真実の自己から外《はず》れているのか。

喜びを土台にしているのか、それとも怖れを土台にしているのか。

これでポジティブとネガティブの説明になっていますか。

以上のようなやりとりからも、ポジティブとネガティブの性質が理解されると思います。
更に同書よりもう少し引用してみます。

バシャール　もしその人が自分の中心とつながっている状態にあり、そして自分自身はある意味で完全なのだと理解しているならば、「これがないと絶対にダメなんだ！」という思いにとりつかれることはなく、「ずっと中心とつながっている状態にいて、ワクワクを行動していれば、必要なものはやって来るのだ」ということがわかるでしょう。

しかし、もしその人が怖れにもとづいていると、自分には何かが不足していると感じて、それがなければ成功できないと思い込んでしまいます。それはネガティブな信念を土台にしたものであり、「それがないと絶対にダメなんだ！」という強迫観念になってしまうのです。
一方、「自分は足りているのだ」とわかっているとき、それを反映する現実として、人生のあらゆるレベルにおいて必要なものを引き寄せることができるでしょう。

賢人たちの言葉を理解すると、「断酒」についても同じことが言えると気づくはずです。即ち「お酒をやめたら、人生がつまらなくなるのではないだろうか？」といった怖れを抱きながらでは到底、断酒は不可能です。なぜなら「怖れをもとに考えたり行動する」ということ自体が「ネガティブ」パターンだということだからです。また、一時お酒をやめることができたとしても一生「自分の人生はお酒という楽しみを喪失して、つまらない……」みたいな、窮屈で面白くない時間を過ごすことになります。

一方、ポジティブな考え方をもとに断酒するということは、「ワクワクする気持ちで、情熱を持って楽しみながら」お酒をやめるということです。これほど楽なことはないでしょう。だからこそ、「お酒憎し」を楽しみましょう。「断酒テキスト」という最愛の武器を手にしましょう。隊長のあとに続いてきてください。匍匐前進（ほふくぜんしん）でもいいし「お先に！」と言って小走りに抜かしていっても構いません。要は、「断酒活動」を楽しんでほしいのです。

そして輪を広げてＳＮＳなどで断酒仲間と交流してもいいと思います。ただそのとき、１つだけ忘れないでいただきたいのは「ポジティブな仲間」との交流です。悲惨さはご法度です。ワクワクしながら、仲間たちと断酒を楽しみましょう。それがとても大切です。

ここで新たな疑問が生じます。それはネガティブの性質は「分裂し減少していくもの」であり、「怖れや怒り、憎悪や苦しみに立脚するもの」であり、「自分に奉仕するもの」であるといった内容なのですが、断酒のための〝思想〟として「引き算の人生観」を立てたのは、ある意味で分裂減少を示唆しており、ネガティブと言えるのではないのか?という第1番目の疑問です。

これについては先にも述べましたが「引き算の人生」とは、刹那的な生き方や享楽的な人生を1つずつやめていこうという意味で、そうすることで新たな意義深いライフスタイルが生まれてくることを意味しています。負の要素を引き算するのです。したがって先述の通り「引き算の人生とは大いなる足し算の人生」であり、ポジティブな思想なのです。

次に2番目の疑問として「お酒を敵視する作戦」隊長である私の戦略戦術は、まさにネガティブな「怖れや怒り、憎悪や苦しみに立脚する」作戦行動ではないのか?というものです。

それについては、確かに一見そのようにも見えます。しかし、ここで冷静によく考えてみてください。この作戦の対象者（敵）である「お酒」というものの正体は、ここまで次々と暴露してきたように決して褒められた優等生なんかではありません。それはまさしくネガティブな存在なのです。このレトリックを引き剥がしていくことは、決してネガティブな行動ではなく、むしろ完全にポジティブな考え方とそれに沿った行動だと言えるのです。

例えて言えば、先の大戦で民主主義をイデオロギーとした連合国軍が、全体主義として独裁政治、恐怖政治を掲げる枢軸国軍に勝利したわけですが、**連合国側は独裁者たちを徹底的に憎み、敵視し、戦い続けました。**そして、勝利することで世界中に平和で民主的な社会を創り出してきたのです。それは明るい豊かな社会を創造しようというポジティブな考え方に沿った行動であり、ネガティブな敵を憎むという思考と戦略がそのための推進力となっていたことは間違いのないことなのです。

そして最後の疑問として、ネガティブな性質には、「自分に奉仕する」というものがありますが、どういうことなのでしょうか?

ここで「飲酒＝ネガティブ」と置き換えて考えてみたら簡単です。すると「飲酒＝ネガティブ＝自分に奉仕する＝他人には奉仕しない」という公式が成り立ちます。

あなたは毎晩、夕食のときにお酒を飲みますが、これは「他人に奉仕する」ための努力や使命でしょうか。違いますよね。自分へのご褒美で、自分への奉仕活動ですよね。

では、誰かに毎日そうするように強いられての行動でしょうか。それも違いますよね。あなたの自発的行為ですよね。

それではあなたが毎晩のように飲酒することで誰かが喜んだり、救われたり、助けられているのでしょうか。これについては「私が飲酒することで周りの人たちはハッピーで楽しい時間を過ごせている」と勘違いしている酒飲みの人たちが結構いらっしゃいます。でも実際は、大間違いの大勘違いです。

誰もあなたの「酒飲み話」を毎晩毎夜楽しみにしている人なんかいません。「いや、うちの家内は毎日楽しみにしている」とおっしゃるならば、奥様に改めて聞いてみればいいでしょう。ただし、こう聞いてください。「毎晩美味しい夕食と共に、楽しい会話と2人の時間をこれからも続けたいと思っているのだが、明日から私はお酒を抜きにしてそうしていくつもりだけど、それでもいいかね？」と。

さて、良妻賢母でもあるあなたの奥様はなんとお答えになるでしょうか。「いや、お酒をやめるなんて考えはやめてください。私はあなたの飲酒によるお話によって救われ、毎日助けられているのですから」と言われる方が、どれだけいらっしゃるでしょうか。

きっと多くの方は、断酒を決めたあなたのスマートな決心を大いに喜び、歓迎し、驚きとともにリスペクトすることでしょう。

このように考えてみると、飲酒とはネガティブな要素をすべて含んだ存在であるので、私たちは「断酒」という「引き算の人生」を選択することによって、逆にポジティブな行為や行動を起こし、新たな深い喜びを得るようになるということが判明しました。

そしてそのためには一見ネガティブにも見える「お酒憎し作戦」は必要な思考方法であり、

そのパワーと推進力によってワクワクしながらポジティブな断酒活動が展開できるのです。

そうです、情熱を持ってワクワクしながら断酒することこそが成功の秘訣です。ポジティブに取り組むということが大切なのです。

お酒をやめて寂しい思いをすることなんて一切ありません。そんなのは幻想に過ぎません。イメージ作戦の裏にある貧相でネガティブなお酒の実態を暴き続け、真実に刮目し、人生に覚醒することこそが「断酒道」の醍醐味であり、ポジティブな断酒活動でもあるのです。

第7章　断酒による解放感

では次に、メンタル面での変化を見ていきましょう。

断酒することで、どのように精神状況が変わるのでしょうか。今までにそのようなことを考えたことがありますか？　最初からお酒を飲まない人は考えようにもわからないことですし、ずっと飲み続けている人も断酒前後の変化は、当然未知の世界です。

飲酒者から断酒者へと移行した私の場合、今では最高の気分を毎日満喫しており、断酒後に感じている解放感と爽快感ときたら、筆舌に尽くしがたいものがあります。

しかし禁酒・断酒に成功した人たちの皆が同様かというと、一概にそうとは言えません。なぜなら、精神力で「禁酒中」の人は禁酒したことで大変きつい精神状況に陥っている場合が多いからです。「節酒中」の人たちも同じです。

そうならないためにも、お酒の狡猾で呆れるばかりに有害無益な正体を暴露し、〝断酒テキスト〟で自らの頭脳と精神にその実態を叩き込んでいく必要があるのです。

それではここで、今でも飲み続けている人を「飲酒者」と呼び、何とか禁酒に成功しているけど精神力と力技によるもので、未だに飲酒への未練のあるような人を「禁酒者」と呼び〝断酒テキスト〟によって未練なく断酒できた人を「断酒者」と呼ぶことで3つのグループに分けて、それぞれの毎日の生活におけるメンタルの在り方、精神状況を探っていくことにしましょう。

言うまでもなく、私たちは24時間のスパンで毎日の生活を営んでいます。そのうち睡眠時間を8時間とした場合、目を覚まして生活している時間は16時間です。そして「飲酒者」がお酒を飲む時間を少し長めにみて、夜の2時間と仮定します。そうすると「飲酒者」にとっては、残りの14時間が「お酒を飲まずに意識のある生活時間」ということになります。

普通、仕事や通勤や家事一般に取られる時間だと言えるでしょう。「飲酒者」にとってこの時間は1日の総時間の58％を占め、起きている時間の87・5％もの割合を占めています。「人生における最も行動的で大きな時間帯」とも言えるのが、この時間でもあるのです。

因みにお酒を飲まない「禁酒者」や「断酒者」にとってこの時間は16時間にも及び、1日の総時間の66・6％を占め、起きている時間の100％を占めているわけです。

そこで問題となるのが、この「お酒を飲まずに意識のある生活時間」のときの精神状況です。それについて、ここでは「飲酒者」「禁酒者」「断酒者」という3つのグループに分けて考察していきたいと思います。

まずは「飲酒者」からです。彼らは「お酒が美味しい」「お酒を飲むとくつろげる」「お酒を飲むのはお洒落だ」などと大きな勘違いをしたまま、毎日の生活をしています。

したがって、お酒を飲めないこの大きな時間帯の中においては、「飲みたいが今は飲めない」という葛藤を顕在意識でも潜在意識でも常に繰り返しています。このことは一種の拷問のようなもので、「好きなことがしたくてもできない」「夜まで待たされ、お預けをくっている」といった状況です。毎日のように、それに耐えながら生活しているのです。

「いや、楽しみは取っておくのがいいのだ。それが人としての理性と教養でしょう」などと仰られる「飲酒者」は多いかもしれませんが、その方々は先にも述べたように、まだ一度も「断酒者」の立場に立ったことがありません。つまりコペルニクス的転回をご存じない方々なのです。「断酒者」に見えてくる新しい景色を見たことがない人たちなのです。

言い換えると実は、お酒の罠にはまって多くの時間を渇望感で不自由に浪費し、メンタルでは苦しみもがいているものの、自分ではうまく飲酒をコントロールしていると思い込んでいる人たちのグループです。そう考えると何か一種の悲哀が漂ってきます。

次に根性と精神力だけでお酒をやめている人、言い換えるとまだお酒に未練があるのに飲酒をやめている人たちを「禁酒者」と呼び、彼らにとっての「お酒を飲まずに意識のある生活時間」となる16時間について考察してみましょう。

このグループの人たちのメンタルは、更に深刻です。なぜなら「飲酒者」の場合は大きな時間帯である14時間を「飲みたいが、今は飲めない」という状況で葛藤していますが、「禁酒者」となると「飲みたいのに一生絶対に飲めない」という最も過酷な状況で、16時間にも及ぶ葛藤を毎日繰り返しているからです。

更に寝ているときも夢にまで見てお酒を欲しがるようにでもなったら、24時間体制の渇望となり、それが一生続くかと思うと耐えられたものではありません。またそのような事情から、禁酒の失敗率も非常に高くなると言えます。

「禁酒」という高潔な行為を実践中の身でありながら、なぜこんな苦境に立たされるのでしょうか。それは「体に悪いから」とか「お金がかかるから」といった理由から禁酒を試みるも、お酒が持つ多くのトリックと嘘を見破れずに取り組むからです。

あらかじめそれらのレトリックや美辞麗句を引き剥がし、罠をはずしてから始めなければ、まともにやったら勝てる相手ではなく、負け試合になるのは目に見えています。

例えて言えば、〝体に悪いからやめてはいるけど〟程度だと……「美味しいから」まだ飲んでいたい。「お酒落な時間を過ごしたいから」今夜は飲みたい。「仲間と打ち解けられるから」そのときぐらいは飲んでいたい。「やっと自分の時間が持てたからゆっくりくつろぎたくて」少しくらいは飲みたい……みたいな波状攻撃を食らうのです。

でも今挙げた種々のことは、実はすべてが嘘で固められた作為的なイメージばかりなのです。そのフェイクを喝破する活動こそが、ポジティブな「断酒活動」なのです。

この正義の闘いは、余程強力に展開しないと大変です。偽の正義でもって多くの市民権を得た「酒」という怪物が我がもの顔で横暴をふるう中、なかなか一朝一夕に彼らを打破することはできません。

どうでしょう、こうして見ると「禁酒者」にはまだ闘う準備が十分に整っていなかったと言えるのではないでしょうか。

それでは最後に「断酒者」のグループを見てみましょう。

彼らは即戦力化した〝断酒テキスト〟を「心の武器」にして、お酒という怪物の正体を十分に知って闘っています。相手の狡猾さと無益さを嫌というほどしっかり理解しています。その上で、情熱を持ってワクワクしながら「断酒活動」を実行しているのです。

そしてその実態の何たるかを熟知した「お酒」に対しては怒りや蔑《さげす》みこそ感じても、1ミリの未練もありません。したがってドラマや映画で、お酒落に装ったナイトバーでの飲酒シーンやレストランでワイングラスを合わせるシーンなどを見ても「かわいそうな人たちだ」と思いこそすれ、「羨ましい」などとは全く思わないのです。

この強靭な精神がどこから来るのかは、ここまで読み進めてこられた読者の方々ならよくご理解いただけていることと思います。

お酒の正体を暴いた上で敵視し続ける〝断酒テキスト〟が常にあなたの心を満たし、支えてくれているのです。つまり**「もう二度と飲みたいとは思わない」あなたがいるのです。**

ここまでそれぞれ見てきた３つのグループの、日常で「お酒を飲まずに意識のある生活時間」を過ごす際の精神状況を、次のようにまとめてみました。

「飲酒者」の14時間は「飲みたいが、今は飲めないので何とか夜まで我慢しよう」

「禁酒者」の16時間は「飲みたいが、もう一生飲めないのでずっと我慢し続けよう」

「断酒者」の16時間は「もう毎日飲まなくても済むんだ、凄く嬉しい」

いかがでしょうか、日中の仕事等における生活時間「人生における最も行動的で大きな時間帯」について、３つのグループでその精神状況とメンタルの在り方を検証しまとめてみると、そこには大きな差異があることに気づかれたでしょう。

このことは言い方を変えると「飲酒者」や「禁酒者」（「節酒者」も）の方々は〝常にお酒のことを考えている〟人たちで、「渇望感」を抱き続けて生活をしている人たちです。

一方で「断酒者」や「もとから飲まない」方たちは〝何も考えずにいられる〟人たちで、「常に自由」な空気を吸い続けて生活しています。

更に「断酒者」に限って言うと、「達成感」と「自負心」をも感じながらの毎日なのです。そこには「飲酒者」への羨望や「お酒」への渇望感など微塵もありません。「ポジティブな断酒活動」と言われる所以です。

ここまでわかってきたら、あなたならどの道を選びますか？

どのグループに所属したいと思いますか？

もう答えは決まっていますよね、「断酒」グループで新しい生活を切り拓きましょう。

そう、このあたりで思い出してください。「お酒を敵視する作戦」実行部隊・隊長のことを。あまりにも作戦名が長いのでここでは「酒敵実行作戦」と略しましょう。

この章のタイトル「断酒による解放感」を得るために戦う酒敵実行作戦の部隊は、まるで百年戦争において英国からオルレアンの地を奪還し、シャルル7世を王座に迎えるべく戦ったジャンヌ・ダルクのようでもあり、第二次世界大戦においてナチスドイツの占領する仏国ノルマンディーに上陸作戦を展開し、パリ解放と自由主義国家の勝利へと導いたアイゼンハワーのようでもあります。

つまり燦然と輝く明るい未来を勝ち取ることを信じて、彼らは敵を徹底してマークし研究し、憎悪し、戦いました。彼らにとって敵は勿論倒すべき「悪」であり、劉備玄徳にとっての曹操孟徳であったり、ルーク・スカイウォーカーにとってのダース・ベイダーであったり、ルーズベルトやチャーチルにとってのヒトラーやムッソリーニであったのでしょう。

このようにシンプルな構図を描くことが大切です。

それが勝利への近道であり、ポジティブな活動でもあり、やりがいのある戦いでもあるのです。本書の冒頭から掲げてきた錦の御旗をお忘れなく。「酒＝敵」なのです。そして「禁酒活動」には喜ばしい勝利の日がありません。いつまでも苦闘が続くのです。だからこそ共に「断酒活動」を通して戦い、晴れて皆で「断酒者」となりましょう。

第8章　身軽な生活

最近の私の生活ぶりをご紹介します。

……身軽です。今日は平日ですが、会社から一旦歩いて帰宅し、出かけ直す用事があったので自宅で昼食を取ったのち、今度は車で出かけました。

健康のために歩いて出勤しているので、暑いさなか往復で1時間近く歩いたのちの昼食……家内に頼んで水代わりによく冷えた「ノンアル」を冷たいグラスと共に出してもらいました。あまりにも美味しいので2本も飲んでから、食事を済ませて車で出かけました。

午後からのアポと、そこでの仕事に何の障害もありませんでした。

喉ごしも良く、汗をかいたウォーキングの後の「ノンアル」は最高です。しかも私が今日飲んだものは当然〈ノンアルコール〉で〈カロリーゼロ〉、〈糖質ゼロ〉、〈たんぱく質ゼロ〉である上に、「食物繊維5・6g」を含有し「食後の血中脂肪の上昇を穏やかにする」特定保健用食品（トクホ）の優れモノです。しかも美味しい。

断っておきますが、私はどこのメーカーの差し金でもありません。むしろ「酒敵実行作戦」隊長の私は、どのメーカーからも煙たがられているはずです。ただ、私は断酒活動において、先にも述べたように「ノンアル」を強い味方として愛用しているだけなのです。

メンタル面では「酒敵実行作戦」の教本でもある〝断酒テキスト〟を心に置いて、ワクワクしながら日々戦っているのですが、一方で片手には「ノンアル」という強い武器も持っています。

昔、ジュリーの唄に「片手にピストル～、心に花束～、唇に火の酒～、背中に人生を～」という歌詞（「サムライ」作詞：阿久悠／作曲：大野克夫／歌：沢田研二）がありましたが……まさに隊長は「片手にノンアル～、心にテキスト～、唇にもノンアル～、背中に人生を～」と歌いながら嬉々として断酒活動を行っています。

どうです、楽しそうでしょう。いやいや、実際にもの凄く楽しいのです。

……で、なければ続きません。成功しません。「酒」を相手に戦えません。世界中を錯覚させて跳梁跋扈《ちょうりょうばっこ》するあの「酒」が相手ですから。

酒の世界からきっぱりと足を洗うのは、マ◯ィアから足を洗うのにも似て実に過酷です。どうやって戦いに勝てばいいのか、映画のヒーロー以外ではほぼ不可能なミッションです。

ここのところを、よく理解しておいてください。

戦い方はいくつもありません。世界にたった1つしかないと言っていいでしょう。

何度も言います。世界にたった1つの「断酒テキスト」を胸に、ポジティブに戦うのです。

さて話を戻します。断酒後は生活が身軽だということの卑近な例を、先ほど挙げました。まさに今日のお昼の出来事です。さすがに平日いつも昼から「ノンアル」はしていませんが、家での昼食時はたまにこのようなこともあるのです。まして夕食時ともなると、何杯飲もうが関係ありません。

私も躊躇しないし、家内もニコニコ顔で頼んだだけの「ノンアル」を冷蔵庫から出してくれます。そして隊長は断酒して1年半になりますが、もう完全に昔「ビール」とか呼んでいたものが今の「ノンアル」と同義語となっています。

何の違いもないばかりか、先にも述べたようにたまにビールを口に含んでみると「うえっ！」……となるくらいアルコール臭くて飲めないのです。ほんとに「しめしめ」です。

つまり私にとっては、今まで通りの飲酒生活を送っているのと何ら変わりがないのです。食事もノンアルもとても美味しくいただき、会話も含めて楽しい時間を過ごしているのが「断酒者」である隊長の毎日です。その上、何杯でも遠慮なく飲めて体には悪くないのです。いつでも運転できるし、酔ったり眠くなったりしないので行動が身軽になり、気持ちが楽になります。更に飲酒に関わる時間がなくなった分、多くの自分の時間が増えて、それを有効に使えます。二日酔いとか酒の上での失言など無縁になり、心身ともにいつも調子がいい……と挙げればきりがないほどに、良いことばかりです。

先にも述べたように、外の会合関係も気楽に参加できます。車を運転して行き、ある程度のお付き合いをしたら自らの意志で退席し、運転して帰れるのです。勿論、お付き合いは大切にしなければなりません。

断酒後、最初のうちは特に気遣いが必要だと思います。しかしある一定の時期から、あなたの「断酒者」としての市民権が広く認められ始め、ゆるぎない確定的なものとなります。完全なる自由人となるのです。

「断酒者」の生活には、仕事やコミュニティといった社会的な関わりにおいても、家族や個人といった私生活においても、理想的な変容が現れます。

それは一言で言うと、驚くほど「身軽な生活」の出現なのです。

第9章　テキストの制作スタイル

ここまでで、あなたの「断酒テキスト」は何ページくらいのものが出来ていますか？

「いやいや、ちょっと待ってよ、まずはこの本読んでからでしょう」と言われる方が多いかもしれませんが、勿論それでも構いませんし方法や着手時期もすべて自由です。

したがって気の早い方はもう既にワクワクしながら、A４ファイルにそれ相応の内容が蓄積されているかもしれませんし、じっくり着手しようと思われている方は、今まさにこの本を読みながら種々考えを巡らされている最中かもしれません。

先述のように、20枚綴りのファイルだから表裏に差し込むと「40ページのものが完成品」……と考えなくても結構です。「5ページで十分。完成したよ」と思われる方はそれでいいのです。

自分が十分に戦えると思ったら、5ページものでも、3冊に渡る120ページものでもどちらでもいいのです。要は「断酒」について自らが納得するまで「断酒テキスト」というA４ファイルに思いの丈をぶつけていればいいのです。

そのシンプルさがこの作戦の特長です。自らが断酒を始めようとしたときに「即戦力」として常にあなたの傍らにいてくれるのが、この「断酒テキスト」です。

あとから気に入った記事と出会ったり、独自の気づきが生じたりしたら、その都度中身を増やしていけばいいので、常に気にすることなく「その都度が完成品」と思えばいいのです。

私の場合、テキスト作成中の断酒活動ではどん欲に多くの情報を読み漁り、それらの中から心に響くものを選択して紙に書き写すという極めてアナログな作業を続けました。

おかげでＡ４の紙に小さな文字でビッシリと書き込まれたものが何十ページにもなりました。決してワードで打ったような綺麗なファイルではありませんが、これはこれで一種独特の迫力のあるものとなりました。

書き足すことがあるときや、確認したいことがあるときに、その都度ファイルを開くのですが、豆のような小さな文字でビシ～ッと書き込まれたものが、何十ページにも及んで臨戦態勢で控えてくれている姿は、自分独自の「断酒テキスト」の凄さを物語っています。ある意味、アメリカ第７艦隊の旗艦空母ロナルド・レーガンのように、圧倒的な戦闘能力を有することで相手の戦闘意欲を失わせてしまう「抑止力」にも似ています。

そのプレゼンス（存在感）自体が大きな安心感と安定をもたらしてくれているという意味においても、「断酒テキスト」は非常に意義深いものだと言えるでしょう。

また、先述したように「断酒」する前から「断酒テキスト」の制作が始まっていますから、実際にはまだ「断酒」していなくても十分な「断酒活動」を展開していることになります。そう考えれば、なんと毎日お酒を飲みながらでも活動できるのです。ただし、いつまでも「お酒は美味しい」みたいな錯覚状況で活動するのではなく、疑問を膨らませながら、お酒の正体を深掘りしながら、飲酒という行為自体を嫌悪しながら、意識して距離を置きながら、作り込んでいってください。

私のテキスト制作活動はそのように大変ワクワクしたものであり、楽しみながらの作業となりました。

その中身が蓄積され、知識から見識へ、見識から胆識へと深化していく中で、私自身の断酒活動は深みを増し、断酒テキストに書き連ねた内容の一言半句も疎かにしないという気持ちになり、いつの間にか自発的に何度も読み返すようになりました。完全無欠な理論武装により、無意識にお酒を見下ろすようにもなりました。そうなってくると「いつでも来いや」という気持ちが沸々と湧いてきます。

しかしそこは慎重に、いつの開始がベストなのか、Xデーの選択はじっくりと選びましょう。あとはその日から実行するのみです。

ここでよく理解しておいていただきたいのは、「何か大変なことを始める」わけでも「自分の能力を超えた仕事をさせられる」わけでもない、ということです。ただ単に「やめる」だけのことです。

そのために、これほどの準備と気持ちの整理と決断力がいるというのもおかしな話ですよね。お酒は煙草と同様に依存性があるから、やめるときにとても大変で厄介なのです。

しかし安心してください。あなたには強い味方がいます。

私の場合は先述のように「断酒テキスト」という辞書と「ノンアル」という武器を手に悠々と戦いましたが、読者の方々には「断酒テキスト」以外のことはすべてお任せします。テキストのみでＯＫという方はそれで大丈夫ですし、私があえて時々実行するように「たまにお酒を口に含んでみる」ことも、方法さえ間違わなければ全くＯＫだと思います。ただし、この戦法は正しく行わないと大変危険なため、後ほど第15章で詳述することにします。

皆さんは断酒テキスト制作という過程で、既に立派な「断酒活動」をしているということを自覚し、ポジティブに進めましょう。そうすると、なんと**断酒を始める日である「Ｘデーが待ち遠しくなる」**のです。信じられますか？　本当です。私自身が経験したことですから、自信を持って言えます。

第10章　他の知見をもとに考察する断酒

(1) 身体への負担

ではこの辺で、禁酒・断酒を推奨する多くの方々の著書や記事から、テキスト材料として活用できそうなものを選りすぐって抜粋し、ご紹介してみようと思います（※ここでは「禁酒」と「断酒」の意味においての違いはないものとして扱います）。

まずはネット上のＷｅｂ記事……〝超トレンドマニア〟〈禁酒まとめ〉「酒をやめるとどうなる?:禁酒の超凄い４つの効果まとめ／メリットしか存在しない!!」（２０２０年3月31日）から引用します。

〈禁酒のメリット1．肝臓をはじめとした内臓全般に良い効果が〉

お酒は当然のこと、肝臓にダメージを与えます。フル稼働していた肝臓を休ませることで、本来の働きを取り戻してくれます。肝臓の代表的な働きは以下の通りです。

☑ 代謝　☑ 排出　☑ 解毒　☑ 消化　☑ etc

これのみならず、細かくみると、なんと500種類以上もの働きが確認されています。また、何千という酵素（こうそ）を使い、500以上の複雑な化学変化を起こしています。このために、肝臓と同じはたらきをする化学工場を、人間はまだ作ることができないといわれています。肝臓が元気であることは、すべての器官にとっても大切なことなのです。（引用：中外製薬）

お酒を飲んでいると、肝臓の働きはアルコールの分解だけに集中しています。本来の多様な働きを邪魔してしまうのですね。実際に体感しやすいのは、疲労感がわかりやすいですね。疲れて、疲れて、しかも寝ても疲れが取れない（私がコレです……）。そんな方は、**肝臓に理由があるのかも**知れません。

禁酒を続けると、これが徐々に薄れてきます。あれだけ気だるかった体が軽くなることを感じるはずですよ。

また、お酒が影響を与えるのは肝臓だけではありません。直接刺激を受け、消化吸収をする胃腸にも当然大きな負担がかかりますし、その他の臓器にも大きく影響を与えます。

☑ 呼吸器　☑心臓　☑ 脳　☑ 皮膚　☑ 筋肉　☑ ｅｔｃ

アルコールは全ての内臓や体の器官に負担をかけるものです。それらの負荷がなくなるので、禁酒は**身体全体の健康に良い**と言えるでしょう。特に、遺伝的にアルコールが向かない人は、強い人よりも確実にダメージを負っています。自分のリスクを知っておくというのは大事なことですよ。

いかがでしたか？　飲酒生活は皆さんが思うよりずっと肝臓さんに負担をかけていたのではないでしょうか？

第３章（４）項の〝お酒は本当に「百薬の長」なのだろうか？〟でもお伝えしたように、私の体験からも断酒後の肝臓復活劇は目覚ましく、肝数値が劇的に良くなり「脂肪肝」まで改善されました。

その上で、第８章の〝身軽な生活〟でも記しましたが、先の引用文にもあるように「体が軽くなる」ことを肝臓や多くの器官の改善によって実感するようになるのです。

素晴らしいことですよね。また逆に言うと５００以上もの働きをしている肝臓という化学工場を、飲酒によってアルコール分解だけに専念させてはいけないことにも気づかれたでしょう。

引き続き、同じｗｅｂ記事〝超トレンドマニア〟〈禁酒まとめ〉から引用します。

〈禁酒のメリット2．睡眠の質が良くなる〉

これも私はハッキリと実感しています。

飲まない日って『スッコーーーーーン!!』と眠ることが出来ますからね。

なぜ睡眠の質が良くなるかと言えば、上記のように**内臓の負担が減るから**です。鼓動や呼吸は荒くなり、脳は覚醒状態、水分も足りていない。こんな状態では、良質な睡眠がとれるわけがありません。

酔っ払いが酩酊して寝てしまう光景はお決まりですが……実は、あれは寝ているのではなく、**身体の各器官は覚醒状態なのに頭は気絶している**という状態です。

内臓はお酒を分解する為にフル稼働状態です。そんな状態では体が休まるはずがないのですね。

酒を抜いて布団に入れば、グッスリと眠ることが可能になります。いつもより早い時間に眠気を感じるはずですし、実際睡眠の導入も早くなるものです。

！　注意ポイント

※酒を抜くと寝られない！という方は、**深刻な依存症を疑った方が良いレベル**です。特に、だるさや眠気があるのに眠ることができないというのは、**離脱症状がひどい状態**だと言えるでしょう。

反面、朝は飲んでいるときより眠気があるかもしれません。深い眠りにつく分「少し寝覚めが悪くなる」ということですね。

お酒による睡眠は眠りが浅いですから、起きるのは簡単です。ただし、いくら寝覚めが悪かろうが、しっかりと睡眠を取っていると昼間の動きが違います。朝を過ぎて、しっかりと覚醒した後は、昼間に眠気を感じることは激減します。記憶力もハッキリと回復してきますし、**仕事や家事のパフォーマンスは間違いなく上がる**でしょう。

私自身、断酒後は「こんなにも寝るって気持ちいいんだ！」という再発見をしたくらい、睡眠の質が変わりました。

言い換えると、毎日ベッドに横になるのが楽しみになったのです。一日の3分の1を占める「睡眠時間」が充実するのは、心身ともにとても安らぐものです。

第7章の〝断酒による解放感〟でもお伝えしたように、飲酒者は一日の約3分の2の時間を「お酒が欲しい」という渇望感に苛まれています。その上、残る3分の1の睡眠時間まで荒らされたのでは、堪ったものではないでしょう。

飲酒者は知らず知らずのうちに、自らの境遇を大変過酷なものに追い込んでいるのです。酔って酩酊状態で気持ち良さそうに寝ている……というのは、これまたお酒独特の卑屈な嘘でしたね。

先の記事によると、私たちの内臓はじめ各器官はアルコールを分解するためにフル稼働中で、頭はなんと気絶している状況だそうです。そんな状態で体が休まるはずがない、ということです。

(2) 断酒後の気づき

一方で**断酒者は、しっかりした睡眠のメリットとして日中のパフォーマンスが上がるのと同時に、「お酒への渇望感」という雑念がなくなるので、ダブルでパワーアップするわけです。**

私は断酒により多くの気づきを得て、新たな素晴らしい景色を見ることができました。その実例を述べてきましたが、最近の海外のｗｅｂ記事で大変に興味深い内容のものがありましたので、紹介します。

Source / ESQUIRE UK　Men's Hearth　Men's CLUB（JOSH BOLTON 氏の記事）より（Translation / Yuka Ogasawara）※この翻訳は抄訳です。

「1年間断酒して感じたこと」……お酒を飲まずにはいられなかった男性の実体験

「簡単ではないかもしれませんが、最高の決断になることは間違いありません」と、禁酒の効果について語っていただきました。

※本記事は JOSH BOLTON（ジョシュ・ボルトン）氏による寄稿です。

これはさかのぼること1年前……。

2019年を、とてつもない二日酔いでスタートさせてしまった私は、1カ月お酒を控えてみることを決断したのでした。年末の飲み会やパーティーが続き、ついに体が悲鳴をあげていたのです。

まずは、英国で実施されている公衆衛生キャンペーンの「Dry January（1月の禁酒月間）」を実施してみたら、「リセットボタンを押すように、身体も頭もクレンズ（浄化）できるのではないか？」と大きな期待をかけて挑戦してみたのです。

また、お酒との付き合い方を見直したかったというのも大きな理由の一つです（私は、アルコール中毒ではありません。ですが、飲酒が許される18歳になってから1杯も飲まなかった週はないと思います）。

そうして「1ヶ月くらい大して難しいことはないだろう」という軽い気持ちで、この計画をスタートさせました。しかし実際やってみると、かなり辛かったのは事実です。が、それでも周囲の人たちは苦行のように断酒を試みている中で、私はお酒を飲まないまま丸1年を無事迎えることができたのでした……。

ここでは、「これほどの長い間、シラフでいられたことによって何が学べたか？」をご紹介したいと思います。

飲酒が私の社交のすべてだった

それまでの職場以外での、自分の時間の過ごし方を振り返ってみると、ビールを飲みに出かけるか、予定の前に軽く飲むか（しかも、その予定には大抵は「軽く」とは表現してはいけないほどのお酒の量となっていましたが……）のどちらかでした。

仕事の後や休みの日の行動パターンも、これと同じようなものでした。この習慣を断ち切るのは容易ではありません。「ちょっと飲んでいこう」と言わずに、暇な時間を埋める方法を見つけなければいけませんでしたので……。

それまで、親友たちとパブ以外の場所で会ったことなどありませんでした。悲しい表情をしたブロンドの美女が安いビールを注いでくれる場所こそが、私たちの溜まり場だったのです。

なので、カフェでコーヒーを飲むこともなければ、ランチをすることも（パブのランチでない限り）ありませんでした。実際、お酒を飲まなくなったことで意味不明な話をすることはなくなりました。が、常に自分は、「幼少期のころから友人と一緒に、酔っぱらいながら育まれたのではないか？」と思わずにはいられないほど、酒に対する欲求にあふれていた状況がしばらく続いていたのです。

これは悲しい現実ではありましたが、混雑したパブで会わなければならないというルールもありませんでしたので、私は自分を誤魔化すためにも、スポーツ観戦やコンサートなどへ友人を誘うようになりました。

そしてお酒を飲まなければ、せっかくのイベントが酔っていてよく覚えていないということもありません。何よりも、わざわざ列に並んで何の面白みもないビールを1杯（あるいはまた、並ばなくてすむように2杯）買うために列に並ぶ必要もなくなったわけですから……。

ノンアルコールビールは過小評価されている

しかし、誰が何と言おうと、飲みたくなるときはやってきます。特に、最初のうちは避けられないでしょう。

「Heineken0.0」と「Free Damm」は、ノンアルコールの傑作です。「Beck's Blue」は少し苦みがあり、「Peroni Libera」は不思議なことに甘口なのです。

このようなノンアルコールビールのおかげで、その場に溶け込むためにライム入りの炭酸水を注文せずにすむようになりました。もちろん、ソフトドリンクを飲んでもいいのですが、オレンジジュースを5杯も連続で飲んでいられないことは、誰もが想像していただけるかと思います……。そう考えると、いくらでも飲んでも飲めるお酒の異常さが理解できてきました。

体重が減り健康な気分になった

当たり前だと思われるかもしれませんが……。ランニングを再開するモチベーションが上がったことも合わさって、12キロも体重を落とすことができました。「ギネスビール」を飲むのをやめることで余計なカロリーを摂取することがなくなり、睡眠の質が上がり、精神的にも前向きになり、1年間ほとんど体調不良を感じませんでした。

二日酔いはもはや遠い過去の記憶です。朝起きて、深夜の行動を思い出すときの憂鬱な気分も味わわずにすみます。日曜日にソファで一日中ネットフリックスを観て脂っこいピザを注文することはなくなり、月曜日は前ほど憂鬱な日ではなくなりました。

人付き合いが上手くなる

初対面の人と会うとき、お酒で緊張をほぐしていました。しかし今では、お酒がもたらすリラックス効果を待つ代わりに、「初対面というのは、以前自分が恐れていたほど悪いものではない」と、受け入れるようになったのです。

お酒の力に頼らなくなったことで、社交スキルが上がったというわけです。これは予想もしていなかった、断酒効果と言えます！

理解してくれない人もいる

家族や友人のほとんどが応援してくれましたが、一部の人はまるでマフィアのボスが差し伸べた手を拒否されたかのように、私がお酒を一緒に飲まないことを個人的に受け取って、腹を立てていたようです。

「その理由を説明しなければならない」ということが、断酒の一番難しいところだったかもしれません。1年間お酒を飲まないという私の挑戦は、何度も会話のネタになりました。そして、耳がタコになるほどこの説明を聞いた友人たちは、シラフでいることが私の新しいアイデンティティーだと思ったかもしれません。逆に親しくない人たちは、私がアルコール中毒から立ち直ろうとしていると思ったかもしれません。

どちらも私の思い過ごしかもしれませんが、私が断酒を始めた理由は、そんなドラマチックなものではありません。10年近くも大量のお酒を飲み続けてきたことに、疲れてしまっただけなのですから……。

まだ、しばらくは飲むつもりはない

「新たな習慣を身につけるには30日かかる」と言われているので、1月の断酒に成功した時点で、飲まない習慣が身についたと言えるのでしょう。前述のように、私は本当に丸1年間お酒を飲んでいませんので……。

そうして自分は、生まれ変わったような気分で現在います。なにせ年末年始、二日酔いで苦しんでいる友人の声を聞いた私は、それにうらやましさなど皆無でした。そして、冷静に去年の自分はこれと同じ立場であったことを思い出します。そこでも同様……いやむしろ、お酒を再び飲む理由など、どこにも見つけることはできなかったのでした……。

私自身も勿論アルコール中毒ではありませんでしたが、飲酒習慣がドップリであった中、いきなり2019年の1月からお酒をやめた点や、それから1年以上の断酒を続けている点など、この著者のジョシュ・ボルトン氏ととてもよく似た環境でしたので、大変に興味深い内容でした。

しかしこの文章にもあるようにボルトン氏の場合は「……軽い気持ちで、この計画をスタートさせました。しかし実際やってみると、かなり辛かったのは事実です。が、それでも周囲の人たちは**苦行のように断酒を試みている**中で、私はお酒を飲まないまま丸1年を無事迎えることができたのでした……」ということで、結構きつい断酒活動を試みておられます。いわゆる精神力の力技です。

この場合だと、彼のように強靭なメンタルの持ち主でないとなかなか成功できません。そして、そのように強い人はあまりいません。「酒敵実行作戦」隊長の私が悠々と楽しみながら戦えた理由は、これまで述べてきた通りです。

そしてボルトン氏が断酒の後に学べた多くの事柄は、私がここまでたくさんお伝えしてきたこととほぼ同じような内容となっています。

つまり断酒によるメリットは計り知れないほど大きく、私たちに新たな人生観と理想とするライフスタイルを生み出してくれるということなのです。

(3) 禁酒が難しい理由

それでは次に「なぜお酒をやめるのは難しいのか?」という疑問に答える記事を、webサイト〝超トレンドマニア〟〈禁酒まとめ〉「毎日お酒やビールがやめられなくて辛い……ついつい飲んでしまう怖い理由まとめ」(2020年3月5日)から紹介します。

お酒やビール、「ダメだダメだ、やめたい!」と思いながらも、ついついやめられないですよね……しかし、頭でわかっていても、なぜこうまでやめることが出来ないのでしょうか。

その理由について細かく解説していきます。

(……目次箇所、省略)

〈アルコールがやめられない3つの理由〉

やめたいのにやめられない理由は3つあります。

!注意ポイント
①アルコール依存症によるもの
②機会飲酒によるもの
③何をしてよいのか手持無沙汰になってしまうから

それぞれ、どれも恐ろしくて厄介な理由です。一つずつ見ていきましょう。

〈理由1．アルコール依存症によるもの〉

はっきり言って、それはアルコール依存症によるものです。

認めたくないかもしれませんが、「お酒をやめたいのに飲みたくて飲んでしまう」というのは、アルコール依存症の状態に間違いありません。

アルコールは薬物と同じです。**薬物には依存性があります。**定期的に摂取してしまうと、次第に脳が欲しがりだします。そのループにはまってしまうと、なかなか抜け出すことができないのです。

身体の中から訴えてくるものを抑え込むのは、精神的に非常に辛いもの。食欲や睡眠欲などと同じように、お酒を飲みたいという欲求がひっきりなしに襲ってくるのですから。

また若い内から飲んでいればいるほど、アルコール依存に陥りやすいという研究結果も出ています。

「アルコール依存症を発症しやすい」

最終的に死の危険もある「アルコール依存症」は飲酒開始年齢が若いほど短期間で発症するケースが多いとされます。特に20歳までは、飲酒に対する自己規制がきかなくなりやすく、その危険性が高まります。

（引用：アサヒビール）

私も浴びるように飲んでいたわけではないものの、若い頃から飲んでしまっていました。

飲みだした年齢が早かったというのも厄介な原因の一つと言えるでしょう。加えて、一度すっぱりとやめることができても、ふとした拍子に依存性が戻ってしまう場合があります。それもごくごく簡単に。それは、ほんの少しでも口にしてしまうこと。

薬物依存の常習性が高いことは、あえて説明するまでもありませんよね。芸能人の薬物依存などをみてみてもわかるとおりです。

「すっぱりやめたから……たまにはひとくちだけでも……」

こうやって油断してしまうと、いつの間にか飲酒習慣は元の酷い状態に戻ってしまうのです。

〈理由2．機会飲酒が怖い〉

私は幾度となく禁酒に失敗しています。

最高で禁酒できた期間は連続5日間程度でしょうか、ここ5〜6年間で。2週間だとか1か月だとか禁酒できる方のことは、「本当に凄い……」と思ってしまいます。

なぜ長期間の禁酒をすることが出来ないのでしょうか。その理由は「機会飲酒」というものが存在するからに違いありません。

！機会飲酒とは
定期的な飲み会や冠婚葬祭などで、断り切れずについつい飲んでしまうこと。
参考：機会飲酒の意味とは／禁酒を妨げる最大の敵

機会飲酒というのは**禁酒の一番の難敵です。**
☑　会社の飲み会　☑友人との飲み会　☑　接待　☑　お花見　☑　納涼会
☑忘年会　☑　歓送迎会　☑　冠婚葬祭　☑　お正月　☑　etc

どうしても社会に出ると、**飲まざるを得ない機会**がたくさんあります。

最近ではアルハラなどという言葉も出てきましたし、全員参加の飲み会は減ってきた風潮はあります。

ですが。禁酒を頑張っている飲兵衛にとっては……**酒を解禁できる良い口実になってしまうのです。**

「3日禁酒できた！　このままいけそう！」と、調子良くいけていたにも関わらず、4日目に飲み会があったので飲んでしまった。

よくある話です。あなたも身に覚えがあるのでは？

ここで「1日くらい……」と思いますよね。確かに健康上で1日飲酒してしまったからと言って、肝臓への影響は少ないです。健康面から考えると、また禁酒を再開すればよいだけの話です。

でも、飲酒習慣が日常で、毎日飲酒をするような方だと分かるはず。飲み会以降には、また飲酒ペースが復活してしまうんです……飲み会で一度外れてしまったタガは、禁酒時と同じレベルまで自制させることが非常に難しいのです。「ああ……また飲んでしまった、禁酒しなきゃ……」と思い悩んでいる内に、またもや機会飲酒の悪魔が迫ってきてしまうのです。

〈理由3．何をしてよいのか手持無沙汰になってしまうから〉

今までお酒を飲むことに充てていた時間は、禁酒をすると途端に手持ち無沙汰になってしまうもの。「**あれ……この時間は何をすれば……**」となってしまうのです。

しかし酒飲みは言うでしょう。

「いやいや、酒飲みながらでも普段から色々してるし！」

もちろん飲酒状態でも、車の運転などせず、自宅にいる分には何だってできます。でも……酩酊状態の場合、自分で思っている以上に体に負担がかかっています。シラフ状態よりも遥かに能力が落ちているのです。体力が尽きるのも速いし、思考速度は遅いし、反射も鈍い。

これを私が本当に痛感したのは、ゲームをやっている時ですね。アクションゲームや、複雑な戦略ゲームとか。あきらかに反射能力は落ちますし、思考も投げやりでいい加減な動きをしてしまう。

もしあなたがゲームをやらないのであれば、読書でも勉強でも仕事でも良いです。酔っぱらった状態で、いつもやることを時間を計測しながらでも行ってみて下さい。絶対に能力が落ちているはずですよ。

※軽いほろ酔い状態だと、クリエイティブな仕事だとはかどってしまう場合もありますが（笑）

対して素面の場合、身体が非常に楽です。体力に余裕があります。

普段はお酒でエネルギーを消耗している分の、余ったエネルギーを持て余してしまうのですね。結果、何をしていいのかわからなくなってしまい……また飲酒をしてしまうのです。

「普段、口にしている物がない！」

たったこれだけのことですが、**何をしていいのか困ってしまう**わけですね。

まとめ

アルコール依存症……

非常に怖いこの病気ですが、もっと怖いのは**自覚なしで進行してしまうこと**ではないでしょうか。

ちょっとでも「お酒がやめられない！」と思うのであれば、自分のことを疑ってみましょう。

では、ここまでの記事内容を検証していきたいと思います。「酒敵実行作戦」隊長の私が〝断酒道〟のノウハウをもって丁寧に分析していきましょう。

まず、この〝超トレンドマニア〟〈禁酒まとめ〉さんの言われていることは、その通りだと思います。アルコールがやめられない理由を、主だったものから3つ挙げられています。

本書ではお酒の（美辞麗句を纏った）イメージ戦略や飲酒者の日々の心理的窮状等、他にもいくつかの理由を挙げて分析してきましたが、ここでは上記3つの理由についてどうすれば解決できるのかをお伝えしていきたいと思います。

まずは「アルコール依存症」による理由でやめられない……についてですが、これの解決方法は世界で一つしかありません。「飲まないこと」です。〝時間が薬〟という言葉をご存じでしょう。アルコールを体から抜き出してしまい、そして頭と体から捨て去ることです。

「だから、依存症なんだって！　それができないから困っているのでしょう」……と言われる方には、「酒敵実行作戦」への参加を強く促します。なぜなら「アルコール依存症」なる最強の敵を駆逐するには、この方法以外にないからです。

そうすることで、あなたの頭の中が変わるのです。潜在的にも顕在的にも。本気でお酒を憎むようになります。飲酒者を羨むなんて気持ちには絶対になりません。だからこそ、やめられるのです。すべての出来事は自分が決めているのです。

自分の考えや気持ちが心底変わらなければ、何も起きません。

読売巨人軍からニューヨーク・ヤンキースに移籍して大活躍した松井秀喜氏が、星稜高校時代の恩師・山下智茂監督から教わり大切にしている言葉があります。

「心が変われば行動が変わる」
「行動が変われば習慣が変わる」
「習慣が変われば人格が変わる」

「人格が変われば運命が変わる」

いかがでしょうか、**すべての出来事は自分の気持ちが決めている**のです（この宇宙の摂理にご興味のある方は私の著書『コロナに勝つ心』を是非ご一読ください）。

では心を入れ替えて自分の気持ちが決まったら、ポジティブな断酒活動の開始です。そのために、「断酒テキスト」を今から楽しんで作り上げていきましょう。この方法でいけば、今日からでもできるのですよ、「断酒」は。簡単でしょう、何かを始めるのではなく一つのことをやめるだけなのですから。

そしてこの断酒活動のバックボーンであり、「思想」となっているのは「引き算の人生観」でしたよね。思い出してください。「刹那的な」楽しみや「享楽的な」喜びを意識してやめていくことによって、「本当に深い生き方」と「真の喜び」が生まれてくるということを。つまり**「引き算の人生」は実は「足し算の人生」である**ことを。

歳とともにできなくなることが増えるのを嘆くのではなく、自分にとって無意味と感じたり有害であるとわかっているものは、自らの意志で能動的に捨てていく人生を選んでください。

（4）断酒道の心得

では次に「機会飲酒」による理由でお酒がやめられない……ということについて考えていきます。

そもそも会社や友人との飲み会、接待やお花見、忘年会や歓送迎会、冠婚葬祭やお正月……などといった行事と「飲酒」とを組み合わせる仕掛けは誰が決めていったのでしょうかね。

「飲酒者」であった頃は考えもしなかったことですが、「断酒者」となった今では時々考えることがあります。もとから「飲まない」人や「飲めない」人たちにとっては、それらの各行事は全く違った景色だったのですね。

私自身は断酒してからは、シラフでそれらすべてに参加してきましたので、ある意味この問題についてはいろんなことが語れます。

まず言えるのは第3章（9）項〝断酒後に見えてきた景色〟に詳述したように、お酒をやめても「気持ちのこもったお付き合い」ができるということです。皆と打ち解けて楽しい時間が過ごせますし、その場を定点観測することで今まで以上に興味深い発見が増えました。

それは決して、飲んでいる人たちを冷めた視線で見るとかではなくて、同じ視線で同じ空気を吸うことが大切だということです。そうすることでお酒を飲もうと飲むまいと、皆との同一化は従来通りかそれ以上にできるし、その場を楽しめるのです。

先にも述べたように、皆から「あれ、飲まないの？」と言われるのは最初の1杯目くらいのものです。そのときはあまり多くを語らず、さらっと受け流してください。例えば、「うん、ちょっと休業中。また復活したらお付き合いするよ」……程度の感じでしょうか（しかし飲酒の復活は二度とないので、軽い嘘にはなりますが勘弁してもらいましょう）。

飲酒者は2杯目以降になると、もう人が飲んでいようといまいと関係ありません。所詮、飲酒は他人事なのです。ですから、いつまでも周囲に気を使い続ける必要は全くないのです。

これも先にも述べましたが「お酒はネガティブ」と考えた場合、ネガティブな性質は「分裂する」「苦しむ」の他に「自分に奉仕する」とも定義できましたから、**「飲酒の本質は、自分が飲みたいから飲んでいる」**と置き換えることができるのです。

以上のように「飲みにケーション」というような行為は、お酒をやめてからでも（他の飲み物で）十分できるし、その場を違和感なく存分に楽しむこともできるのです。

また、身軽で気軽な「断酒者」は各行事の行き帰り等、手段や段取りに気を使うこともなく自分で車を運転して出かけ、好きなときに運転して帰ればよいのでとても便利です。

そしてアレン・カー氏が『禁酒セラピー』で解説しているように、「機会飲酒」＝「社交のためにお酒を飲む」＝「好きだから飲酒する」＝「依存してしまっている」の構図が見事に成立するのです。

〝超トレンドマニア〟〈禁酒まとめ〉の筆者の方が「機会飲酒」のことを「禁酒者が酒を解禁できるいい口実になる」と言われていましたが、まさにそのことだと思うのです。

こうして見てくると、やはり「酒敵実行作戦」隊長の部隊で敵を撃破することしか、他には方法がないと思います。これはこの章の（6）項〝「機会飲酒」の攻略法〟で詳しく解説します。

では、最後に「何をしてよいのか手持無沙汰になる」という理由でお酒をやめられない……ということについて考えてみましょう。

これほど禁酒を阻む〝軽微な理由〟はないと言えます。つまりお酒をやめることへの本気度が薄すぎるということです。そのような方は「できないことの理由と言い訳」を多く準備しています。「断酒テキスト」制作から始める我々「酒敵部隊」は断酒できる理由を数多く準備します。そしてあとは**実行あるのみで、そのことを周囲の人たちに多くは語りません。**

孔子の著した『論語』に……「巧言令色鮮し（少なし）仁」という言葉があります。口先だけでうまいこと取り繕いうわべだけで生きる人は、不誠実で徳がかけているという意味です。一方でそれとは逆に「剛毅朴訥（ごうきぼくとつ）仁に近し」という言葉もあるように、無欲で果断で、質朴で口べたな人ほど、仁者に近いと孔子は言っているのです。

いかがでしょうか、昔テレビCMのビール広告で「男は黙って○○○ビール」というのがありましたが、今なら「**男は黙ってノンアルビール**」がいいのではないでしょうか。「酒敵実行部隊」は少なくともそうありたいと思っています。どうせなら「断酒活動」は苦しまず、ポジティブでスマートにやり遂げましょう。

話を戻します。「お酒をやめたのちに手持無沙汰になるのでは」という問題は全く逆です。覚醒した時間と、お金と、やる気と、万全の体調を手にするのです。

やりたいことが新たに生まれ、有意義なことにしっかりと取り組めます。これはまさに「自分の気持ち」の問題であり、良い方向にも悪い方向にも進みます。

中途半端に禁酒して渇望感に苛まれ「心ここにあらず」の状態だと、良い方向には進みません。だからこそ、気持ち良く納得して「断酒」することが大切なのです。

第3章（11）項〝「より深いもの」へと移る〟と第3章（12）項の〝やめて始めたこと〟を思い出してください。私のちっぽけで卑近な例だけ見ても、こんなにも人生が充実したのです。まだ若い読者の方々であれば、可能性の広がりは無限大だと思います。

私の過去の経験から言うと、休日の昼間からお酒を飲んで頭を痺れさせ、自室のソファーで無為に時間を過ごすことこそ「手持無沙汰な時間」だったと言えます。

さて、「罪を憎んで人を憎まず」という言葉があります。

このことを「飲酒」という行為と「飲酒者」という人に当てはめると……**「飲酒」を憎んで「飲酒者」を憎まず**ということが言えます。

つまり、先にも述べたように「断酒者」は口数少なく果断に断酒を実行し、**「飲酒」や「お酒」を敵視しても、決して「飲酒者」を責めないというスタンスが大切です。**これは「巧言令色鮮矣仁」であり「剛毅朴訥仁に近し」でもあるのです。そしてまた「男は黙ってノンアルビール」といきたいところです。

ここでまた、改めて「酒敵実行作戦」隊長の私から大切なお知らせです。

我々実行部隊は「酒」という化学物質や「飲酒」という行為を徹底的に憎むことで断酒活動を展開しますが、それはあくまでも「断酒者」になろうという意志のある我が隊員たちに通底する作戦上の考え方であり、一生飲み続けるんだというような別の考え方を持つ人たち（飲酒者）を、決して非難したり否認したりするということではありません。

このようなことを肝に銘じて立派な「断酒者」になっていただきたいし、**断酒後の立ち振る舞いも「騎士道」ならぬ「断酒道」として心得ておいて**いただきたいのです。

では、そのような事柄も踏まえた上で、再び町田康氏の『しらふで生きる』から一部を紹介します。

さて禁酒の利得及び損失はそういった具合で、これをみれば多くの人が、禁酒が吉、と考えるのではないだろうか。そこで最後に言っておきたい。もしここまで私が書いた文章を読んで、禁酒をしたその際、禁酒を善とし或いは正とし、飲酒を悪とし或いは邪として、酒徒を論破したり排撃したりするのはやめてほしいということである。

人間の中には善も悪も正も邪も同時に存在している。それをば、自分の属する側を善とし、悪を打ち滅ぼすことは善行、とすると人間と人間の間に隔てが生じ、その隔てが争いと混乱を招来するからである。もちろんそんなことは世の中に多く行われていて、そのパワーもまた人間の生のパワーと言えなくもないのだが、まあ、少しでも愉快に過ごしたいのならそうした善悪の争いからは身を遠ざけるのが吉と言えるであろう。

しかし一度、善に凝り固まるとなかなか抜け出せない。「どう考えたって」「誰が考えたって」「人類普遍の」と思うともうそれ以外の立場・身の上に想像力が及ばなくなる。そうした際、ひとつのチェックポイントとして、そのこと、つまり悪を撃壊することに「快」が混ざっていないか、を考えてみるとよいだろう。わずかでも「快」があればよしたほうが身のためだ。

嗚。つまらないことを言ってしまった。まあよいでしょう。これだって酒を飲んでいたら得意満面で語っていたかもしれない。いや、飲まぬいまも人から見れば得意満面なのか。

全くの同感です。断酒者は大きな難関を乗り越えたものとして自負心を持てばいいと思います。しかし、あくまでもそれは「自分の内なる旅路」においての出来事と成果です。飲酒者の中には「やめたくてもやめられない」人もいれば、「やめようなんて微塵も思っていない」人もいます。考え方は人それぞれでいいのです。他人の考えと一致しないことが原因で、人類は何度戦争を起こしてきたことでしょう。

更に言うと、断酒者は「脱・酒地獄」の実践者として自慢したくなるものです。飲酒者で苦しみもがいている人たちに手を差し伸べてあげることと、非難して優越感を抱くこととは〝似て非なるもの〟であり、天地雲泥の違いがあります。

是非、断酒者は飲酒していた頃の苦悩とジレンマを忘れず、いつも飲酒者の気持ちに寄り添いながら「男は黙ってノンアルビール」を実践していってください。

(5) 飲酒と健康

ここからはお酒と健康についての記事〝超トレンドマニア〟〈禁酒まとめ〉(2020年3月5日)からを引用し、検証していこうと思います。

〈お酒のめちゃくちゃ怖い話/これで完全禁酒できるかも〉

「まさか自分が?」

誇張なしに本気で青ざめました。

飲み会ともなれば、かけつけ3杯とビールを飲み、日本酒の5合6合を飲み、果てにはワインやウイスキー、なんでもござれな私。

自他ともに認める上戸タイプ……だと思っていました。

ですが……なんと「**飲酒による健康リスクが最も高いタイプ**」という結果が出てしまうとは。

(※ALDH2遺伝子型と食道がんリスクのグラフ資料掲載をここでは省略)

少量の飲酒でさえも、食道がんのリスクが8・84倍、3合以上の飲酒で114倍。

こう数字を見せつけられると、マジでくるものがありますね。

私も早死にしたくはないですから、今後は飲酒に対する意識の改善をしていくことを固く決意させられました。

この結果は、アルコール感受性遺伝子検査によるものです。

ＡＤＨ１ＢとＡＬＤＨ２という、ふたつの遺伝子パターンをチェックし、９分類にタイプ分けされます。

もし、飲み過ぎや禁酒で悩んでいるのであれば、一度受けておくことでずっしりと思い知らされるかもしれませんよ。

アルコール感受性遺伝子検査……舌を噛みそうな名前の検査があったんですね。浅学非才なる隊長としては、全く知らない世界でした。「３合以上の飲酒で食道がんのリスクが１１４倍！　怖いけど一度検査してみようかな？」とか一瞬考えた隊長ですが、よく考えたら断酒の身……「良かったぁ！」となるわけです。

では次に、ｗｅｂ記事〝DIAMOND online〟健康News&Analysis（2019.7.27）〝お酒とコーヒーはやはり体に悪い？「適量」は想像以上に少ない〟（木原洋美：医療ジャーナリスト）からご紹介します。

アルコールは少量でも毒
百薬の長ではない

ではアルコールはどうか。

飲み過ぎが身体、特に肝臓に悪いことは常識。しかしアルコールの種類に関係なく、男性で1日40ｇ（日本酒で換算すると約2合）、女性の場合は1日20ｇ（日本酒で換算すると約1合）までなら、まあ、健康に影響はないといわれており、週1日「休肝日」を設ける、体に優しい飲み方も推奨されている。

さらに、1日にグラス1杯の赤ワインは、「コレステロール値を下げる」「ダイエットに効く」「心臓病予防効果がある」等のメリットがあり、飲み過ぎはいけないが、少量なら薬になるというのが定説だ。

日本酒だって、昔から「百薬の長」といわれている。飲み過ぎがいけないのは分かるが、少量なら体に良いと信じられている。

ところが、こうした「飲酒は少量なら体に良い」説を否定する論文が２０１８年８月、医学雑誌「ランセット」に発表された。ランセットは、世界で最も有名で、最も評価の高い世界五大医学雑誌の一つであり、掲載される論文の信頼度も高い。

これまでの「少量飲酒健康増進説」の根拠は、「アルコールには動脈硬化の進行を防ぎ、脳梗塞や心筋梗塞などの循環器疾患の発症リスクを下げる効果がある」とする研究結果が多数存在したことだった。

しかし、世界195カ国で実施された研究を解析したところ、全体的には、飲酒のメリットは限定的な上に、「ときどき」摂取するだけでも有害だということが判明し、論文の著者らは、各政府に対し、国民に完全な断酒を勧めるべきだと訴えている。

飲酒は、たとえ少量であっても乳がんや口腔がんなどにかかりやすくなるリスクが増大するため、「アルコールによる特定の病気の予防効果は、飲酒がもたらすリスク全体を相殺するほどのものではない」と結論づけられた。

2019年1月に、精神科以外では全国初となる「飲酒量低減外来」を開設したことで話題になっている筑波大学地域総合診療医学の吉本尚（ひさし）准教授に至っては、「現代ビジネス」の取材に対して「飲酒は少なくとも約200の病気の発症リスクを高める」と回答している。

「ダイアモンド・オンライン」でおなじみの慢性痛の名医・北原雅樹医師（横浜市立大学ペインクリニック科）も以前から、「百薬の長どころか『万病の元』だ」と言い続けてきた。

「慢性痛の患者さんには、お酒を普段から飲んでいる人も多い。お酒を長期間、日常的に飲み続けると、体のあちこちに悪影響が表れる可能性があります。なぜならアルコールは神経に対する毒性があるため、末梢神経障害を起こして足先や手先がしびれたり、認知機能の障害を起こしたりする場合があるからです。男性ホルモン（テストステロン）の分泌量を減らす作用もあるため、性欲を減退させるのみならず、骨粗しょう症や筋肉量の減少、意欲の低下などを引き起こすこともあります」

どうやら肝臓だけでは、コーヒー、アルコールのデメリットを「解毒」するのはムリで、本当に健康を考えるなら、「コーヒーは1日1杯」「アルコールはゼロ」が適量ということになる。

いかがですか、第3章（4）項〝お酒は本当に「百薬の長」なのだろうか？〟においても、私の健康数値を参考に詳述しましたが、お酒を飲む習慣があったときには検査のたびに不都合な数値が増えていき、不安要素が増えすぎると検査すること自体が嫌になってしまい、開き直って暴飲暴食を繰り返すという悪循環に陥っていました。

年齢から来る部分と不摂生から来る部分とでダブルパンチを食らいながら、私の身体はその名の通りフラフラの〝パンチドランカー状態〟になっていったのです。

脂肪肝の発生や肝数値の悪化、そして高血圧を伴って期外収縮という心臓の不整脈の発症、その他にも腎機能の問題や血中のコレストロール値の悪化、血糖値の上昇などいわゆる成人病因子のオンパレードとなったのです。生活する中で不快な症状としても現れ始め、仕事中に胸がドキドキと動悸を打ち出したり、睡眠中にビクッとなって跳び起きたりするようなことも次第に日常茶飯事になりました。

そんな中、先述したように2年間ほど節酒と軽い運動を実施し、血圧等で幾分の改善は見られたのですが、まだまだ良い状態ではありませんでした。

そして何よりも中途半端に「思想無き」節酒活動を行ったため、お酒への渇望感から来る苦痛と焦燥感は半端なく、自らが課した「休肝日」はいつ「３６５日無休の全日営業」に変わっても不思議ではないという危うい日々を過ごしていました。

私はその後、２０１９年1月16日からいきなり「断酒者」になったのですが、これについては縷々ご説明してきたように、「お酒をやめよう」と心に決めた時点ですぐに「断酒テキスト」の作成活動に入り、準備を進めたのです。それはワクワクする楽しいことでした。

13年前に禁煙を決意した際に、自らが暗中模索する中で編み出した「卒煙テキスト」の作成と、それを「心の師」として一発で卒煙できたことから来る自信があったのです。一度通った道でした。そして何度もお伝えしているように、晴れて「断酒者」になれる、そのチケットを手にする日を心待ちにしながらポジティブにテキスト作成作業を続け、その日〝Xデー〟を迎えたのです。

少し話が逸れますが、「卒煙」と「断酒」という2大イベントを48歳の12月2日と60歳の1月16日に実行した私は、毎年その日を記念日として心の中でお祝いしています。自分の中ではパリ祭やアメリカ独立記念日などと同様に、それぞれの厄介な依存性薬物からの解放を意味する「独立記念日」なのです。誰かに自慢して祝ってもらうものではなく、あくまでも自分の心との対話です。

そして両方を経験した者から言うと、〝朝から晩まで喫煙〟していた私にとっては「卒煙」のほうが、〝夜だけのアルコール〟を断つ「断酒」よりも遥かに大変でした。それでも「煙草を憎む」という戦術で、煙草の正体を暴き出して「卒煙テキスト」に集約し、それを心に刻みながらやめていく活動は、心躍る部分もあり、とてもエキサイティングに成功を収めることができたのです。

さて、お酒と健康の話に戻しますが、先にも述べたように「健康」をキーワードにしたときに「運動」や「食事」や「禁煙」や「禁酒」といった主な要素が挙げられます。そしてこれらの各要素は並立すべきもので、何かをしているからこれはしなくてもよい、といった性質のものではありません。「運動や食事に留意しているから、禁煙や禁酒はしなくてもよい」……ではないのです。

つまり煙草を吸う習慣のある人が、いくら頑張ってジョギングをしてもほとんど意味をなさないということです。また健康に留意し、食生活にも十分な配慮を怠らないアスリートが、毎晩飲んだくれていたのでは、せっかくの努力も水の泡だと言えます。

このように考えると、健康維持のために行う他の多くの努力を実らせるためにも、「断酒」ということを成功させるのは必須なのです。

健康を思うがために、ウォーキングや筋トレあるいはジョギングなどを努めてされるのは、大変良いことだと思います。しかしそのような活動をされる前に、ダダ洩れの所に栓をしておかなければなりません。何よりもまず先に「断酒」からです。

先にも述べましたが、私の好きなTVドラマの中のセリフです。「2つ目の扉を開ける前に1つ目の扉を閉めておけ」……でしたね。「健康」と「飲酒」の関係はコインの表と裏であり、陰陽であり、プラス極とマイナス極であり、光と陰であるのです。

このように考えていくと「断酒」は、「健康」という大きなテーマを考えていく上で外せないピースであり、健康を得るために努力する他のすべての活動と一蓮托生なのです。「断酒」は、年齢を重ねると共に身体のあちこちが痛んでくるのを抑えたり、防いだりする基本中の基本だということです。**「断酒」なくして他の健康管理術はあり得ません。「断酒」することで他の健康管理の行為は驚くほどの成果を挙げるのです。**先に詳述した私の実体験からも断言できます。

多くの学術的見解や、医師や学者の方々の知見からも、最近では、お酒は量に関係なく体に悪いと言われ始めているようですが、それを実証するだけの実体験とそれに伴ったエヴィデンスを私は持っています。

〝論より証拠〟です。第3章（4）項でもお伝えした通り、「断酒」は身体中の健康数値を画期的に改善します。それは本人が驚くほどのものであり、予想を大きく上回る結果となりました。是非、そのことを確信して断酒活動にポジティブに励んでください。

⑹「機会飲酒」の攻略法

では次の話題に移ります。先ほど「機会飲酒」の解決方法を隊長流にお伝えしましたが、基本的には「酒敵実行作戦」の隊員、つまり「断酒者」は全員どのような場に出ても、お酒を飲まないことのプレッシャーや緊張感を持つようなことはありません。

つまり、「飲みたいのを我慢する」のではなく、「飲まなくて済むんだ」と考えるため、

「機会飲酒」はなんの障壁にもならないのです。

なので、皆から禁酒の理由を聞かれたり飲酒を誘われたときの対応として「今ちょっと肝臓、休業中……」くらいの軽い受け答えがいいのでは、とお伝えしたわけです。

このことは言うまでもなく、「断酒した」というヘビーなマターは棚上げしておいて、曖昧模糊とした諧調的展開、即ちグラデーション的フェイドアウトをお勧めしているのです。

ということは、調子に乗って「断酒宣言」などといった不要な言動は慎んだほうがいいということです。

私の先輩で「禁煙宣言」をして苦労された方を知っています。

その方曰く「皆への宣言のプレッシャーが重すぎて、監視の目がないとき……出張先のホテルで一人になったときとかが恐ろしくなり、四六時中、灰皿を見つめて葛藤する時間の連続だった」（当時は喫煙用の灰皿がどの部屋にも置いてあった）……とのことでした。

あくまでも心を澄み渡らせて「自分の内面への旅路」の中に、あなた自身の「断酒」があります。外野の声は一切関係ありません。他人の人生を生きる必要はないのです。

では「禁酒宣言」の是非についても、町田康氏の『しらふで生きる』から例を引いてご紹介してみましょう。

或いは、挫折にすら至らず、酒をやめると宣言した以上、酒をやめなければならない、と思った瞬間、プレッシャーに押し潰されて酒を飲み始めるのかも知れない。

そうなるともうこれは真面目なのではなくてふざけているのではないか、と思ってしまうが、極度に真面目な人はそれほどに真面目なのである。

という訳で真面目であろうと不真面目であろうと、禁酒宣言することはよい結果を生まないということがわかった。

また、それだけではなく禁酒宣言は当人に非常な不利益をもたらすことが最新の研究でわかってきた。というのは仮に頑張って、死ぬほどの痛みと苦しみを感じ、血の涙を流して、あらゆる業苦と果てしのない劫罰に耐える思いで、一週間、酒をやめたとする。このとき周囲の人にポツリと、「一週間、酒を飲んでないんだよ」と洩らしてみる。

このときの周囲の反応が、宣言をしているか、していないかで大きく異なるのである。

禁酒宣言をしていない場合、周囲は「ほう、あなたのような大酒飲みが一週間も飲まないなんて凄いですな」と言うなど概ね好意的で称賛されることすらあるのに比して、宣言をしている場合だと、「まだ、一週間ですか。先は長いですな」と言うなど、否定的とまでは言えないにしても、当然のことと認識されるだけで、好意的な印象を持つ、ということは殆どない。

そしてそれだけならまだしも八日目に酒を飲んだときの評価はさらに極端で、宣言をしていない場合、今度はそれが（飲むのが）当然のこととして受け入れられるのに比して、宣言をしてしまった場合、「ああああっ、飲んでるううっ。やめるって言ったのに」と非難がましい口調で言われ、「こいつは本当に昔から口先だけの奴でね」など言われて人格的評価がだだ下がりに下がり、やがてそれが広まって、意志薄弱で重要な仕事は任せられないダメ人間、という評判が定着するのである。

このような結果を見れば宣言をするかしないかどちらがよいかは明白であろう。他にいくらでも陣を敷く場所があるのになにもわざわざ不利な場所に陣を敷く必要はまったくないのである。

このように町田康氏は「禁酒宣言」に対する持論を展開されています。隊長も同感です。「酒敵実行作戦」がいかに完璧なストラテジーだとしても、断酒活動という人生における一大イベントを展開中に、余計な雑念やバイアスや横槍は絶対に避けなければなりません。

その際、「禁酒宣言」なる花火を打ち上げてしまうと、もう周りが騒がしくなって収集がつかなくなるのです。

「いや、自分の場合は周囲からの監視の目が必要なんだ。だから宣言してから禁酒する」と言う方がいらっしゃるかもしれません。そのような方は、機会飲酒のたびにいろんな矢をかわしながら表舞台で戦われることになるので、正面突破のみをお勧めします。ここで策を弄すると「策士策に溺れる」の状況に陥り、窮地に立つことになります。

こういったリスクを考えてみても、やはり「男は黙ってノンアルビール」の不言実行が安全でスマートでカッコイイのではないでしょうか。

「機会飲酒」の話が出たので、その場における身のかわし方や隊長の体験談をお話しします。

まず、大まかな年間スケジュールをイメージしてください。そこには車載斗量の如く非常に多くの「酒関連事業」が浮かび上がってくるはずです。これらのイベント（機会飲酒）において、どのように安全運転して行くかがポイントです。その際のコツをお教えしましょう。

最初に〝御しやすいグループ〟からクリアさせていき、「時間が薬、場数が養分」（隊長の造語）を積み重ねていきます。

〝御しやすいグループ〟とは、いったいどんな場なのでしょうか。それは意外や意外、「大きな会合やパーティー」等、大人数の場所です。

これはあくまでも隊長の経験上の知恵ですが、そういった場所のほうがコミュニケーションが凝縮されず薄まった感があり、ゆるゆると食事と会話をしながら時間を過ごせるのです。勿論、2次会や3次会といった危険因子も包含しますが、そこは〝しらふの身〟の強みでうまく切り上げたらいいのです。そして、このような大きな会合やパーティーは、仕事がらみで欠席できないものが多いので、断酒活動の練習の場として活用し、場数を踏んでいかれればいいと思います。

そして次に御しやすいのは「盆暮れ正月・誕生日」などなど、記念日的な場面です。

これらは結婚記念日等も含め〝家族の集まり〟であり、〝旅行先での楽しみ〟でもあります。大きなパーティーよりは、やはりハードルが上がっています。こういった、従来酒飲みがとても楽しみにしていた場面に、自分だけ「酒なし参加」は大変辛いのではなかろうか……といった不安がよぎるのです。

今からちょうど1年前の2019年の6月に、隊長は家族で温泉旅行に行き……あったか～いお湯につかった後、いつもなら皆でお決まりの「乾杯っ！」をしてから、冷た～い生ビールと、美味し～い食事と、楽し～い時間が始まる予定だったのですが、断酒後約半年の私は当然、「ノンアル」を注文していました。まだドリンクが届いていない状況下、周りを見渡すと、どこのご家族も美味しそうな生ビールを片手に談笑しながら、会話が弾んでいます。

「ゴクリッ」と喉が鳴りました。「酒敵実行作戦」のおかげでこの半年間、一度も飲みたいなんて思わずにいられたのに……「本当に楽しい家族との時間」「運転疲れの後の温泉湯でのリラックス」「体がほぐれて喉が渇いた状態」あらゆる条件が揃った場面でした。しかも周囲はみんな煌めくばかりの黄金色のジョッキを手にしています。

断酒後、初めての試練でした。「断酒テキスト」は家の書斎に鎮座しており、手元にはありません。隊長は心の中で祈りました。「早くテーブルにノンアルを置いてくれ」と。この旅館のノンアルはジョッキで出してもらえるので、自分の手元にあるだけで落ち着くのはわかっていました。そうすれば、皆で乾杯するまでの時間がゆるやかに過ごせるはずです。

家族の前で落ち着いた笑顔と、わざとゆっくりとした身のこなし、孫の顔を見て可愛がり、場を和ますジョークの一つ二つを入れて、隊長の心の不安定さを隠します。うちの家族のドリンクも、生ビールやワイン等も含め、おおかた届いた状況でした。

そこへ来ました待望の「ノンアルジョッキ！」そして旅館のウエイターさんが言いました。

「お待たせしました、生ビール中ジョッキお一つね！」

……「ち・が・う・だ・ろ」。心が叫びました。

でも、そこは「えっと、それ違いますよ。僕のはノンアルだから」とトーンを抑えて伝えます。「あっ、失礼しました」と言って下げられる琥珀色のジョッキは、神々しく輝いていました。

家内と顔を見合わせて苦笑しました。隊長的には今夜の戦いは苦戦気味なのだろうと、彼女にはわかっていたようです。私も両掌を上に向けて肩をすくめました（欧米かっ！）。

そしてそこから待つこと約5分くらいだったと思いますが、そのときは悠久の時間を過ごしたような気分でした。で、ようやく来ました、今度は女性の方が届けてくれました。

「大変にお待たせしました。生ビール大ジョッキお一つですね」だって。

わざとかい！

もう泣きそうでした。家内は笑うし、どういう表情をしていいかわからなくなりました。

その後、家内と何度かこのときの話をしたのですが、普通あり得ないような出来事が連発したのは、隊長の決心の強さを試された場面だったような気がします。

そのときはそんな余裕なんか微塵もなかったのですが、あの修羅場をくぐったおかげで、それ以上の困苦をまだ一度も経験していません。

つまり、あれが断酒活動の苦難のピークだったと考えることで気持ちの整理がつき、何があってももう大丈夫という感覚に至っています。

ですから普通の場合だと、この「盆暮れ正月・誕生日」の家族の記念日的イベントは〝2番目に御しやすいグループ〟で、本来はそれほど大きな難関ではないのです。

隊長の場合は〝踏み絵〟的な試練が起きましたが、それこそ「場数が養分」とも言える大きな収穫になったと、今では思っています。


では、最後に〝最も御しがたい〟グループを考えていきましょう。

それは、気の置けない友人たちとの少人数での飲み会です。隊長の経験上、このカテゴリーが一番きつかったと思います。なぜか。一通り全タイプのお酒の場を克服したのち、ゆっくりと冷静に考えました。

まず、はっきり言えるのは〝このグループが酒との相性が最も良い〟ということです。つまり、馬鹿話もよし、近況報告でもよし、悩み相談もよし、昔話に花を咲かせるもよし、酒と共に泣き笑い……なんでもありの世界なのです。1年365日、常に酒浸りの生活を送っていたときには、気がつかなかったことです。

大きなパーティーや会合の宴席でのお酒も、家族で楽しむお酒も、気の置けない友人たちとのお酒も、全部同じお酒で、その場には必ずあるべきものとして楽しんでいました。しかし、それらの場から一旦お酒というツールを剥ぎ取ると、初めて見えてきたものがあります。

パーティーや会合の宴席では、仕事上のお付き合いやそれぞれの場面に応じて目的があり、お酒はあくまでもそこに付随する備品です。そして人数が多いと、飲まない人や飲めない人がある程度、一定数います。そのような景色に少しの安堵感も感じつつ、ゆるゆると時間を過ごせるのです。

また、家族や親族での集まりや記念日についても、その都度メインテーマを有しており、それらのことがあくまでも主体的に進行する中で、ついでにお酒も食事と共に提供されるといった具合です。お酒自体その存在感が薄れており、何気にグラスを傾けるといった感じでした。なので断酒後の「機会飲酒」の中でもあまり大きな障壁にはなりませんでした（※先述した温泉での踏み絵的経験は別として……）。

しかし、友人たちとの少人数での飲み会は違います。

「飲みに行くぞ〜」「よっしゃー！」の世界でしょう。仕事仲間であれ、社会活動の同胞同志であれ、同級生仲間であれ、趣味仲間であれ、友人たちとはそういうものでしょう。この貴重で軽薄で意義深くて無意味な集まりこそ、天然記念物的存在であり、そこにこそ酒と共に過ごす至福の時間があると錯覚するのだと思います。

でも大丈夫でした。隊長は酒なしで耐えきりました。ノンアルで通しました。最初の集まりでは飲食店での1軒目が結構きつく、カラオケのあるスナックでの2軒目はほぼまったりと平気でした。そして次の集まりからは、1軒目から全く平気になりました。

このように「機会飲酒」もパターンがいろいろあり、最高危険度のグループでも「時間が薬、場数が養分」の教え（隊長の造語ですが）の通り、やればできるし、参加を恐れずに回数を重ねると、そのうち何ともなくなります。

自らの「断酒テキスト」にそのコツが記されていくからです。この点が、根性と精神力に頼る「禁酒活動」との大きな違いです。

したがって、断酒者の「男は黙ってノンアルビール」デビューの順番としては……①**大きな宴席やパーティー**、②**家族での記念日や旅行**、③**少人数の友人たちの飲み会**……といった具合に、難易度を徐々に上げながらクリアさせていくのが望ましいと思います。そうすることで次第にギアアップし、最難関でも今まで通り楽しみに行けるようになります。

「いやいや、そんな思ったような順番で回ってこないでしょ、機会飲酒は」という声が聞こえます。そう、確かに年間スケジュール以外にも月間や週間での予定も入るだろうし、思った通りの順番にグループ毎にはやってこないでしょう。それは仕方ないことです。

でもしかし、機会飲酒の場を十把一絡げに捉えて怯えるのではなく、ここで述べたように3つのグループに分けて分析し、難易度とその理由を知っておくことが大切なのです。そうすることで気持ちに余裕ができ、断酒活動として各場面で十分に戦えるのです。

また、このデータを出欠の判断材料として参考にし、最初のうちは大きな宴席を中心に参加しながら、耐性が出来上がるまでは、家族や友人との集まりを自粛したり減らしたりするという調整もできるはずです。

そうやって慎重に一つずつの機会飲酒を制覇していけば、知らず知らずのうちにどこにでも平気で出て行けるようになります。

かつてあなたが飲酒者として参加していた頃よりも、余程いい状態で楽しく有意義にその場を過ごせます。心のどこかでお酒に対する不信感を抱きながらも、酔いに任せてその思いを払拭し、浴びるような飲酒を繰り返していた日々。その蓄積が心身を破壊していくことにも、あえて目を伏せながら。そんなふうに過ごしていて、本当に心底、場を楽しんでいると言えるのでしょうか。自分をごまかし続けているだけなのではないでしょうか。お酒の持つ性質と同化しています。それはどうかしています（おやじギャグも入れます、時々）。その事実を座視し、刮目し、今こそ「酒敵実行作戦」に参加して憎き敵を打破しようではありませんか。

そう考えていくと**「機会飲酒」は、断酒のための「いい機会飲酒」だった**と言えるのです。

(7) 家飲みの攻略法

では、ここで「機会飲酒」のグループ分けには入らなかったけど、「飲酒活動」の本丸というか、母港とでもいいますか、年間活動のほとんどを占める「家飲み」「晩酌」について考えていきたいと思います。

私の知る〝酒飲み〟には、大きく分けて3通りの人たちがいます。

1つ目は、家飲みはせず、仕事先や同僚や友人たちと外でワイワイ飲むのが好きな人たち。外飲みの際の形態は、機会飲酒の各グループで検証した通りです。意外なことに、この分類の人たちには、家で晩酌しない人が結構いるのです。また、ある意味「外飲み」ではあるけれど、例外的パターンの人たちも散見されます。誰ともアポせずに一人で毎晩出歩き、お気に入りの店を徘徊する人です。

2つ目は、外での飲み会も誘われれば参加しますが、あまりそのような機会を有さず(あるいは参加には消極的で)、家飲みに本気で取り組んでいる人たち。家飲みを最も楽しむ人たちは、何と毎晩2~3時間もの夕食をお酒と会話で楽しんでいます。多くは夫婦でそのような晩酌タイムを過ごされているようです。

驚かれたかもしれませんが、私の知人だけでも数人いらっしゃるので、一定の割合でおられるのではないかと思います。勿論、そのことを非難するつもりはなく、むしろ夫婦仲睦まじく良い時間帯を持たれているのは羨ましい限りです。ただ、この人たちに対しても「断酒」の勧めについては変わりありません。お酒の狡猾な罠は、誰に対してもどのような飲み方に対しても、同等に忍び寄るからです。

3つ目は、1つ目と2つ目の混合パターンです。外でみんなと飲むことも多いし、家でも毎晩、晩酌している人たち。かつての私も含めて、多くの酒飲みがこのレギュラーパターンではないでしょうか。

私は仕事柄、外での会合や飲食の場が多かったのですが、家飲みを毎晩2～3時間楽しんでいる人たちの話を聞いたとき「我が家でもそうしたい」と思ったものでした。つまり2つ目と3つ目の足し算を目論んだのです。家飲みの時間拡張を考えました。そのくらい飲酒活動については、問題意識を持たない限り歯止めなく広がり、飲酒地獄へと転がっていくものなのです。幸か不幸か、この目論みは私の「断酒」という青天の霹靂によって雲散霧消しました。

では話を戻します。断酒する上で、「機会飲酒」については、その実態を知り恐れず対応していきましょうと先に述べました。しかし、外飲みはそれでいいとしても、毎晩の家飲み、つまり晩酌についての対応説明がなされていません。「このことを一番に克服しないと〝機会飲酒〟も何もあったものじゃない」との声が聞こえてきます。そう、そのことについて、ここではお伝えしていきます。

隊長自身のかつての家飲み状況を申しますと、毎晩缶ビール350㎖を2本、もしくはそれプラス焼酎かウイスキーの水割りを1杯……といったところでした。それでも抑えて飲んでいたつもりです。

今思えば、おかずをあてに飲み、ご飯はほとんど食べていませんでした。でも夕食時間は30〜40分程度でしたから、2時間かけて毎晩飲んでいる人はいったいどのくらいの酒量なのでしょう。想像がつきません。

うちの家内はあまり飲むほうではないのですが、赤ワイン1〜2杯は毎晩のように楽しんでいるようです。その状況は隊長の断酒後においても、なんら変化ありません。

外での飲み会「機会飲酒」を打破する前に、当然「家飲み」「晩酌」との決別があります。そのことが最も手ごわい障壁だと捉える人たちも、結構おられるはずです。現に先述の、2つ目のグループに位置する方々は、人生の楽しみ方を考え直さなければならない、深刻な局面かもしれません。しかし、晩酌は「断酒」のために最初に克服するべき事案です。

では、どうしたらいいのか。目をつむって深呼吸し、想像力を働かせてください。

お酒の良さってなんでしょうか。冷えたビールが美味しいというのは、第3章（1）項

〝そもそもお酒はほんとに美味しいのか？〟や第3章（2）項〝本当に喉が渇いたときにお酒が欲しいのだろうか？〟でも検証したように、確実に後天的な刷り込みであり思い込みです。

あなたが生まれて初めて口にしたビールの味を思い出してください。苦いだけで決して美味しいなどというシロモノではなかったはずです。焼酎やワインやウイスキーも含め〝アルコール〟という化学物質を初めて口に含んだときの焼けるような熱さは、忘れていないでしょう。

次に考えてほしいのは、あなたが一日の仕事を終えてほっとし、家族と美味しい夕食を楽しむときに、本当にお酒は潤滑油として必要なものかということです。

第3章（3）項〝お酒で本当にくつろぐことができるのだろうか？〟を思い出してください。ただ単に頭を痺れさせてろれつが回らなくなることを「気持ち良い」とか「くつろぐ」と勘違いしていませんか。お酒の罪深い罠は、細部に宿るのです。

冷めた目で見ると、「気持ち良い」ではなく「気持ち悪い」ことをしているのです。「くつろぐ」のではなく「酩酊している」だけなのです。

そして体には良くないとわかって飲んでいるのですから、精神的にも健全とは言えません。「もう1杯飲みたいが、体のことを考えるとどうしようか」……の葛藤が毎晩繰り返されています。そのような状況が本当に楽しいと言えるのでしょうか。

以上のようなことを思い出して「断酒テキスト」を読み返し、刮目し、覚醒したら……次にすることは**〝酒を退治する武器〟**をゆっくりと考え出して、買い揃えていくことです。〝お酒バスターズ〟の登場です。そうなるともう、ワクワクした断酒活動の始まりと言えるでしょう。

例えば、隊長が行った行為は、ホームセンターやデパートといった多くの品を陳列した場所、あるいは「ロフト」や「無印良品」のような小粋な小物のある場所へと出かけ、**我が家のディナータイムでの新たな飲み物とそれに関連する容器類を探して回った**のです。

どうです、楽しそうでしょう。いや、確実に楽しみました。これぞ「断酒活動」の醍醐味です。そのときはまだ断酒していなくていいのです。でも既に気持ちは断酒後の楽しみへと大きくシフトしています。「断酒テキスト」を作成しつつ、今自分がしていることが疑いなく合理的な行動だと実感しています。これこそ、嘘やごまかしに塗れたお酒からの独立運動なのです。

そして厄介なお酒に代わる新しい飲み物は「お水」でもいいのです。お洒落な水差しとアイスペール、それによく似合うグラスをセットで食卓に並べる姿を想像し、各所を探して回るのも乙なものです。

ヨーロッパの国々のランチやディナーの場で、テーブル上にあるものを注意深く見てください。ドリンクと言えばワインと思われるでしょうが、水差しに入った美味しそうなお水も素敵な主役の一人であることに気づかれることでしょう。

あるいは先にも述べた、ノンアル作戦です。こちらもお店巡りを楽しみましょう。いろんな種類のノンアルがあります。ノンアルビールだけでも国内外の品々で目移りしそうですが、それ以外にもハイボールやカクテル類、チューハイ関係に至るまで多種多様なノンアルもので溢れています。このような品々を見て回るだけでもワクワクする断酒活動なのです。

また、ウーロン茶やオレンジジュースを選んだり、自家製のレモネードを作ってみたりするのもいいでしょう。炭酸水やペリエに、ライムとかいろんなものを割って楽しむ方法もあります。このようにお酒の罠から逃れるときには、驚くほど多くの味方がいたことに気づきます。その上で次に、「ご飯作戦」に移ります。

先述のように、隊長の晩酌の形を分析すると、「おかず＝つまみ」「ご飯＝お酒」の構図でした。つまり晩酌の場では、美味しい夕食のおかずは単なる「酒のあて」にすぎません。本来なら主食であるご飯とともに美味しくいただくべきものです。その基本に立ち返り、ご飯を美味しくいただけるようにお気に入りのブランド米や銘茶を買いに行ったり、磯海苔や納豆やお漬物を探して回ったり、器や小物などを見て回ったりと、準備に余念がありません。

お酒に費やす金額を考えると、それでもお釣りが来ます。

このような行動自体も既に立派な断酒活動ですし、その中でお酒のない夕食のイメージが出来上がっていくのです。それらワクワクする買い物の品々が、まさに〝酒を退治する武器〟と言えるのです。

このようにして一つずつ準備を重ねると、もうあとは「いつでもＯＫ！」の心境です。あなたにとって新たな食生活とディナータイムが始まるのです。お酒は邪魔になっています。何も恐れることはありません。深く考えることもありません。楽しいことだけを考えていきましょう。

隊長の場合は日にちを目安に断酒開始日を決めたので、曜日は水曜日がスタート日になりましたが、もし曜日を主体に考えていたら間違いなく日曜日から始めていたと思います。なぜなら家内と一緒にあちこちのお店を回って〝酒を退治する武器〟探しをしていた段階で、お酒のない楽しい日曜日の夕食風景がはっきりと頭に浮かんできたからです。

お洒落な水差しに氷とレモンと天然水を入れて、お揃いのグラスを並べます。そして冷蔵庫には何種類ものノンアルビールとノンアルカクテルが出番を待っています。また手作りのおかずは、美味しい炊き立てのご飯と最高の組み合わせです。

このスタイルこそ、断酒者が本来待ち望んでいた姿なのです。苦くてアルコール臭いビールにはなんの未練もなく決別しましょう。

以上のように、「家飲み」「晩酌」からの脱出は、方法さえ間違わなければ簡単にできます。基本はやはり「断酒テキスト」が最大の武器ですが、家飲みの場合は多くの武器をテーブルまわりに置き揃えることもできますので、サポート体制を敷こうと思う方は〝お酒を退治する武器〟の数々を取り揃えてから始めるのがいいのではないかと思います。

(8) 依存の障壁

それではまた、禁酒に関する知見をアレン・カーの『禁酒セラピー』から紹介します。

〈毎年四万人以上がお酒の犠牲に〉

アルコール依存症の恐ろしさを、社会は充分に知っているはずです。

イギリスでのお酒による死亡者は、年間四万人以上。飲酒する人の十人に一人がアルコール依存症と診断されています。その一方、恐ろしい麻薬であるヘロインによる死亡者は、年間三百人以下です。ヘロインの恐ろしさを考えれば、その売買に対して、刑罰が重いのは当然ですが、お酒についてはどうでしょう？

お酒とヘロインを並べて語る発想には、無理があると思いますか？「心を開いて」とお願いしましたね。アルコール産業とヘロイン産業の違いは、前者が合法的、後者が非合法的という点だけ。そして、この二つの麻薬が同一視されないのは、「ヘロインは悪い物、お酒は楽しい物」というレッテルが貼られているからです。

お酒が合法的なのは、私たちの九十パーセントがお酒を飲むからです。そして、私たちがお酒の罠にかかるのは、生まれた時から「飲酒は誰でもたしなむ社交的な行いで、楽しく良いこと、自分の意志で飲酒すれば摂取量はコントロールできる」と信じ込まされているからです。

お酒の宣伝広告やハリウッド映画、テレビドラマなどは西洋社会の現状をよく描いていますが、それ自体が飲酒問題の原因ではありません。もちろん、事実を誇張したり歪めたりすることはあるかもしれません。しかし、私たちが信じている事実――お酒が「破滅」ではなく「幸福」という名の麻薬だと思うこと自体――がもともと歪んでいるのです。

生まれたばかりの赤ん坊が母語を選べないように、私たちは選択の余地もなくお酒を飲み始めます。飲酒は昔からの風習であり、文化であり、親から学ぶものです。年齢の差こそあれ、誰でもいつかは初めての一杯を口にします。そうするよう社会に洗脳されているのです。自分で選んでそうするのか、洗脳されているからそうするのか、本人にもその違いはわかりません。仮に、あなたがお酒を飲むことを自ら選択し、長年飲酒をうまくコントロールしてきたとしましょう。それでもあなたはお酒に騙されています。「幸福」という名の楽しい人生の友にお金を払ってきたと思っているでしょうが、実際に手に入れてきたのは「破滅」という名の恐ろしい毒だったのです。

覆水盆にかえらず、と言います。過去は過去。洗脳のためであろうが、自分で選択したのであろうが、お酒に依存してしまったことに違いはありません。しかし、過去を分析することで、そこから学ぶことはできます。大切なことは、あなたが飲酒の問題を解決しようと決断することです。これは自分の意志で選択した決断です。それも正しい事実にもとづいての決断です。そのためには、お酒の本性は「幸福」なのか「破滅」なのか、はっきりと見分けることが大切です。

このようにイギリスの、お酒による死者数とヘロインによる死者数を比較し、百三十倍以上もの犠牲者の出ている飲酒に対してはお咎めなしで、ヘロインに対しては重罪扱いということをこの筆者は問題視し、提議しています。

また本書の第3章（14）項〝お酒の美辞麗句を引き剥がす〟でも列挙したように、人々はまんまとお酒の罠にかかり、洗脳され、依存してしまっていることにも言及されています。

因みにこの『禁酒セラピー』発行当時の2002年頃のイギリスの成人の約90%の人たちが飲酒者だったのかもしれませんが、本書の第3章（6）項〝近年、お酒の消費動向はどうなっているのか？〟でも述べたように、我が国の2007年と2017年の比較で見ると「ほとんど飲まない・飲めない」人の割合は20代男性で約4割から5割へ、30代男性では約3割から4割へと増えた状況にあります。

これらの状況からニッセイ基礎研究所の久我尚子・主任研究員は飲酒について「酒による快楽と費やされる時間やお金の大きさ、自己を制御できなくなるデメリットなどを比較し、コストパフォーマンスが低い娯楽と判断しているのでは」（2020年2月19日　朝日新聞）と論破されていました。この記事ではアメリカでも1980年以降に生まれたミレニアム世代を中心に酒を飲まない生き方に注目が集まっているそうです。

私たちが思う以上に早いスピードでお酒の正体は暴露され、世界中の若い人たちからは見放されつつあるのかもしれません。

では、次にご紹介するのは町田康氏の『しらふで生きる』から、飲酒に於ける心身のバランスを捉えた一文です。

なるほど、と私は納得した。確かに酒を飲むとき、自分はその楽しみを感じているはずだが、感じている主体が酩酊しているのだからそれが善きものという判断は極めて怪しいし、そのように考えてみれば確かに負債は大きなものである。

なるほどあの「なぜ酒をやめたのか」を語らぬまま死んでいった狂気もそんなことを考えていたのか。しかしそれにしてもそれだけ、というのは理論の学習だけで酒をやめることはできないはずで、なんとなれば、酒を飲みたいというのは理屈ではなく、実際的な身体の欲求であるからで、意識レベルでの理論闘争に勝ったところで、実際にコンビニに行って黒霧島を買うのは身体であって、身体が飲んでしまってはどうしようもない。

理論闘争の後は、そう、飲みたいという欲求との具体的な争闘がある。それを語ることこそがまさに、「どうやってやめたか」であろう。

思えば、この一年あまり、私の人生はそうした、飲みたい欲求、との激烈な闘いの日々であった。そのことで受ける傷や苦しみは負債ではないのだろうか。私は勝ち誇った顔で意識の奥に去って行った禁酒の狂気（いまや正気なのか）にそんなことを尋ねてみたい気分だった。

この前文に、なぜ飲酒は資産でなくて負債なのか、の検証部分があります。飲酒はマイナスが大きすぎて、苦しみという負債を増すだけだと喝破されています。一見楽しいことのように勘違いされる飲酒は、実は苦しみという負債を負わされ、気がつくと狂気の水底に沈んでしまうということを述べられています。

更に理論の学習だけでは禁酒は難しく、身体がお酒を欲するために、著者自身が〝飲みたい欲求〟との激烈な闘いの日々を過ごしたということが書かれています。

本当にその通りだと思います。「わかっちゃいるけどやめられない」という唄が昔ありましたが、この頭脳面での理論闘争の勝利後の、身体面での決着のつけ方が真に難しいところであり、勝負の分かれ目となるところでもあるのでしょう。

そこで本書では「酒敵実行作戦」や「断酒テキスト」や「ノンアル作戦」や「ご飯作戦」等々数多くの実践理論を展開し、行動の取り方を織り交ぜながら進めてきたわけです。

(9) 自信の顕れ

実際に行動に移り断酒活動を始めた際、ネガティブに行動すると喪失感や渇望感に囚われ苦しみますが、ポジティブに行動すると苦しまないだけでなく、内面から「自信」が顕現するのです。この違いは非常に大きく、その後の断酒活動の吉凶を明確に示唆するものとなるでしょう。

ではここで、断酒を始めてすぐに「お正月」という大きなイベントを迎えるも何とか無事に過ごし、大きな自信を得たという例を再び町田康氏の『しらふで生きる』からご紹介します。

つまり非常時でもなんでもない、ごくありふれた、普段となんらかかわるところのないただの日、

ということになる。

ということは。そう。別に正月が酒を飲む理由にはならない。そして。人生というものは特に楽しいものではないので、酒を飲んで無理に楽しくする必要もないし、楽しくしないと世に後れを取るということもない。というか、逆にそんなこともわからないで、欺瞞の楽しみに現《うつつ》を抜かしていると、そのツケの支払に後日、苦しむことになる。

以上の如くに正月の認識を改めて、私は正月の間、酒を飲まないでいるべく努力した。

もちろん飲みたいという気持ちがそれで消えるわけではない。

しかしいったんそういう風に思うと、飲むための理屈、飲むための道理、飲むための

大義名分というものが消える。

人間はなにをするのにもそうした大義名分、道理のようなものが必要である。それが人間の人間らしいところであって、例えば猫にそうしたものはない。

（中略）せんど暦に意味はないと言ったが、その期間、飲まなかったという事実は事実で、このことは精神面の大きな支えとなった。乃ち、「まるまる一か月酒を飲まなかった男」という称号を与えられ、私はそれを精神の拠り所とすることができるようになったのだ。

以上のように、一か月も断酒をすると大きな自信が湧いてくるのです。

ましてそれが「お正月」を通過する一月ともなれば、更に自負心は高まることでしょう。

隊長の場合は先述のように「お正月」を超えてからの断酒活動としました。作戦的には〝Xデー〟を一月半ばからと設定したわけなのですが、お正月時点ではもう既に飲んでも飲まなくてもどっちでもいいような感覚に移行していました。それがいわゆる「断酒テキスト」作成の副次的効果なのです。

勿論お正月にはそれなりに飲酒したのですが、そういった事情から飲んでいてもあまり美味しくなかったのです。

そうなるとしめたもので、断酒開始日と決めた1月16日が楽しみになっていました。

そしてさしたる緊張感もなく始めた断酒は、あっという間に1か月が経ちました。その間に苦闘はなく、思い通りの断酒活動だったと感じています。

何事も準備が大切だということです。「準備八割、行動二割」といった感じでした。

またその頃から沸々と自信が湧いてきたのです。なにせ飲酒生活を始めてから40年間、一度も経験したことのない断酒ですから、いかに「断酒テキスト」でやりきる自信を持っていたとはいえ、行動を起こすまでは自分の心身がどう反応するか不明でした。

青写真通りに苦悩せずして断酒活動が進み、自信が生まれてくると更に物事は捗ります。つまり自己の意識の中から飲酒への渇望がすっと消えていくのです。

この点に注目して「酒敵実行作戦」と通常の禁酒活動を比較した場合、精神力で禁酒を進めている場合には、そこで起きる現象が大きく違っています。

つまりなんとか切り抜けられた1か月後に、そのことへの自信が生まれてくる点は同じなのですが、禁酒者にはそれと同様かそれ以上に飲酒への渇望と羨望が膨らんでいるのです。そうするとせっかくの自信が、一方で生じた不安な感情に相殺されるばかりか、負の意識のほうが勝ってしまうのです。

これは絶対に避けなければなりません。頑張れば頑張るほど苦しむなんて、まさしく禁酒地獄に陥っている状況でしょう。

　このように、行動を開始して1か月後に芽生えてくる「自信」という新芽を、大切に心に置きながら活動を続けていくのが本筋であるとするならば、せっかくの新芽を自らの不安と雑念から無視し摘み取ってしまうのは、邪道というしかありません。

　その時点でもう既に「禁酒活動」は失敗への道筋を辿っているのです。どうせなら高速道路を一気に走らせましょう。「断酒」という名の目的地まで効率的にドライブを楽しんでください。なにもわざわざ「ケモノみち」へと外れていくことはありません。

　そのためには、隊長の作戦指揮下に入ってください。深く考える必要も苦悩する心配もいりません。ただただ、断酒活動を楽しむのです。

　隊長は以前、どうしようもないくらいの「喫煙者」であり「飲酒者」でしたが、この方法を編み出したおかげで両方とも瞬時に「卒煙」し「断酒」しました。だから自信を持ってその道筋をご紹介できます。

　最初はなんの気なしにメモしながら、せっかくなのでとファイルしていったのがキッカケです。でも、そこには煙草や飲酒への強烈な疑問と否定と嫌悪が書き記されていました。そのファイルが、実際に卒煙や断酒する前から自らの潜在意識に強く働きかけてくるようになったのです。

すべては手探りの中で培われましたが、卒煙、断酒と行っていく中で自分なりに理論立てて整理し、まとめることができました。

それではいよいよ本書も最終段階にさしかかってきました。いままでご紹介してきた内容を踏まえて、皆さんが実行するにあたり成功率を更に高めるコツをお伝えしていきましょう。

この〝**最後の一押し**〟**とも言えるちょっとした行為や考え方**が、とても大きいのです。「酒敵実行作戦」を見事にパワーアップさせ、無敵の部隊へと昇格させてくれることでしょう。

第11章　エア断酒とは

ここまで断酒道と言えるマナーに至るまで、ほぼすべての断酒活動をお伝えしてきました。あとは皆さんの決意と行動に委ねればいいことなのですが、この辺で隊長からは最後の詰め作業を伝授しておきましょう。

断酒テキストの変則使用法とか、気づきメモ以外のテキスト材料とか、ちょっとしたコツがいくつかあるのです。

ここまで繰り返し指摘してきたことですが、禁酒者が抱き続ける心の葛藤、つまり〝飲酒への渇望〟に対して、酒敵実行作戦下で断酒テキストを使用する者は、そのような悩みが全くないという強みを持っています。

しかしそのことを過信せず、より確実にクリアさせるための実践方法を、これからご紹介していきます。

まずは〝エア断酒〟です。断酒活動とは、断酒開始日である〝Xデー〟の前後を問わず、テキスト作成の着手日からをいいますが、できるだけしっかりとテキスト内容を頭に叩き込んでおく必要があります。これは断酒開始前も開始後も同様です。

つまり大学入試に一発で合格するためには、予習も復習も毎日しっかりと実施しておかなければいけないのと同じです。

では何をどうするかですが、せっかく作成している断酒テキストなので、これをフル活用していきましょう。

通勤の電車の中や車の運転中、あるいはウォーキングやジョギングといった有酸素運動の最中に、断酒テキストに書き込んだお気に入りのネタを頭の中で繰り返し反復するのです。実戦さながらの断酒活動を展開するので、これを〝エア断酒〟と名づけました。

メモにしてもいいし、テキスト内の覚えのある個所だけでいいので、やってみてください。「そうだそうだ」と心の中で納得しましょう。お酒の正体を思い起こし、その狡さと恐ろしさから解放される日のことをワクワクしながら待つようにしましょう。お酒に対する憎悪の火を灯し続けましょう。

このように、ライフスタイルに「断酒テキスト」を組み込んでいくのです。

机の上で作成するものは机の上でしか読めない、というものではありません。お風呂に入ってリラックスしているときもいいでしょう、ベッドに入って寝る前の時間でもいいでしょう。心が暇なときはいつでもＯＫです。いつでも断酒活動できるのです。これがエア断酒です。そうすることで、あなたの潜在意識に入り込むのです。これは本物の強さです。自分自身が納得して作り込んでいる断酒テキストを、常に唱え続けるという鉄壁の行動は、驚くほどの効果を生み出します。

断酒テキストを使った最も有効な戦い方、戦法がこのエア断酒です。

一方、精神力で禁酒している場合は、毎日が〝飲酒への渇望〟との戦いです。極めてネガティブな抗争を繰り広げます。これではいつまでも苦しくて出口が見つかりません。心に隙があると頭に酒がちらつき、耳元でささやき続けるのです。

心の暇を見つけて楽しく学ぶ「断酒活動」と、心の隙間に苦悩が忍び込む「禁酒活動」。どちらを選びますか？

〝攻撃は最大の防御なり〟といいます。いつもワクワクしながら「酒敵実行作戦」を展開する断酒者と、どうすればいいのかわからないまま誘惑への防御に徹する禁酒者との違いには、雲泥の差があります。

勿論、机の上で復習したり、気になったときに書斎の本棚から引っ張り出して読み返したりと、オーソドックスな使用法も当然あります。その上で更に空白時間を埋めていけば、成功率が限りなく高まるということなのです。

またウォーキングやジョギングの途中にテキストのネタを考えたり復唱したりすると、健康路線での満足感や優越感、自信につながっていき、精神的にも向上していくことは間違いありません。

このようにエア断酒は多くの副産物を生み出しながら断酒活動を充実させ、断酒成功率を圧倒的に向上させるという優れモノなのです。是非、実行してください。断酒テキストの中身があなたの潜在意識に浸透し、心身に沁み込んでいくことでしょう。

飲酒中に断酒テキスト作成を始めてもいいと言いましたが、このエア断酒も同じです。断酒活動としてそれらを認めています。そうやって意識を高めていく中で〝Xデー〟を策定し、当日をワクワクしながら待ち望めばいいのです。

日を追うごとに「なんだこりゃ、ひどい飲み物だな」と思いながら離陸していくのです。そのかわり〝Xデー〟を迎えたら「一発で決めましょう」。そのとき、こう思ってください。「ようやくお酒をやめてもいい日が来た、ずっと待ち望んでいたよ」

第12章　視覚的ダメージ作戦

「断酒テキスト」に入れるネタは、その内容も形式も自由です。

ただし「お酒憎し」の精神が根底にいります。「お酒の正体」の暴露も必要です。その表現方法として写真を使ってみるのも一つのやり方です。

通常は「酒敵実行作戦」の趣旨に沿う内容の記事を、本や新聞等からコピーしたり抜粋して書き込んだり、自らの気づきや主張を記入したりして断酒テキストは作成していきます。その中に写真をコピーして入れていくのも、内容が立体的になってある意味面白い方法だと思います。

ではどんな写真かというと、お酒の実態に沿った「ダーティーな写真」がいいでしょう。つまり綺麗に並べた食卓のワインボトルではなく、酔い散らかしたテーブル上の潰れた缶ビールや散乱したつまみ類、あるいは汚れた皿やグラスに残る泡の消えたビールなど。もっと言えば、自分の酔ったときのだらしない赤ら顔写真でもいいのです。誰に見せるものでもありません。断酒テキストは自分だけのものですから遠慮はいらないのです。

このような写真を再々見て、「ああ、なんて汚い行為だ、飲酒は」と思えばいいのです。実際、体の中ではアルコールという化学物質が汚染活動を活発に行っていて、肝臓という多くの使命を担う臓器が、一手に洗浄活動をさせられています。それは紛れもない事実です。そのことをビジュアル化して「汚いお酒」としてわかりやすくしておく必要があるのです。これを隊長は「視覚的ダメージ作戦」と呼びます。

でも、よく知っておいてください。本当に綺麗なものを貶めて〝ダメージ〟させているのではなく、本当は汚いのに綺麗に見せているものの化けの皮を剥いで〝ダメージ〟させているのだということを。

近頃よく言われるのが「可視化」です。刑事の取り調べや公共のサービスなど、皆がその実態をそのまま見聞することが非常に大切になってきています。物事が重要であればあるほど、可視化が問われるようになりました。その意味からも人生の一大イベントでもある〝飲酒か断酒かについての判断材料〟には、なんとしても可視化を取り入れたいものです。

そこで考えたのが、「断酒テキスト」にお酒の実態写真を入れ込むことだったのです。

第13章　感覚を研ぎ澄ます

第3章（11）項〝「より深いもの」へと移る〟や第3章（12）項〝やめて始めたこと〟でもお伝えしたように、断酒することで「刹那的快楽」から脱却し、より深い思考や行動へ移行したように感じています。

先述のように読書や音楽、絵画や健康といった領域に自分が入っていくなどとは思ってもいませんでしたから（音楽は昔やっていましたが）。

また先にも述べましたが、ブログを作って公開するといったこともしています。私の絵画のホームページに開設し、日々の生活の中での些細な発見をお伝えしています。

アスファルトの割れ目から咲き誇る野の花や、真夏のセミの抜け殻や、秋の舗道に重なる落ち葉の色彩や、寒冷の水たまりに張った氷など、日常の中にふと姿を見せる〝生きることの喜び〟を次々と捉えることができるようになったのです。

この感覚は、以前には全くなかったものです。初夏の風を心地良いと感じたり、秋の雲をいつまでも追いかけてみたり、そんなことは一切考えもしませんでした。

断酒後は五感が冴えわたっています。**今まで見落としていた大切なものがたくさん感知でき、人の気持ちもよくわかるようになりました。**

お休みの日は好きな読書をしたり、絵を描いたり、執筆活動をしたり、ギターを弾いたり、心身ともに充実しています。

以前の自分は、休日ともなるとゴルフか麻雀で出かけるか、家にいるときは昼からビールを飲みソファーで映画やテレビを見ながらゴロゴロしてうたた寝し、気づくといつの間にか夕方になっているという生産性のない日々を繰り返していました。

その頃の日曜日の夕方の感情は、頭痛を伴うむなしさばかりでした。その結果、またその日の夕食でビールをがぶ飲みするのです。

部屋の片隅で頭を痺れさせて無為に時間を過ごすことを、一般的に〝逃避行動〟と呼びます。そこには何も産出しないばかりか、後悔やむなしさといった負の感情を積もらせるばかりです。

断酒してからは感性が豊かになり、感覚が研ぎ澄まされるようになりました。そのことから多くの気づきや発見を得られるようになったのです。

新幹線に乗って移動するときは時間を節約することができますが、途中の景色をゆっくりと楽しむことはできません。各駅停車の電車だと、線路沿いの街並みや空気感を肌で感じることができます。

それと同じように、日々の暮らしの中で効率ばかりを追い求めると、人間は何かを見失うのではないでしょうか。その見失っている景色とはどんなものなのでしょう。

スピードと結果ばかりにこだわり執着すると、ストレスから刹那的快楽へと手が出ます。喫煙やギャンブルや飲酒です。そして相手の気持ちや、自らの健康、自然の豊かさや、人生の目的といった最も大切なものを置いてけぼりにして生活の時間が進んでいくのです。

「山あれば山を観る　雨の日は雨を聴く　春夏秋冬あしたもよろし　ゆふべもよろし　すなほに咲いて白い花なり」

この種田山頭火の句からも体感できるように、あるがままを愛でて、自然とともに平和に暮らす幸福感は、ゆっくりと観察し沈思黙考するという、感性の研ぎ澄まされた「しらふ」での生き方にしか生まれないのではないでしょうか。

他にも種田山頭火の句には「今日の道のたんぽぽ咲いた」「こんなにうまい水があふれてゐる」といった自然への愛情に溢れたものが多くあります。

時間を惜しんで新幹線の車中で、窓外の景色も見ずに雑誌とお弁当を片手に缶ビールをプシュッとやるよりも、各駅停車の電車の窓から田園風景を見ながら、人生を考えてみるほうが余程意味深い時間の過ごし方だと思います。

現代のビジネスマンはそうもいかないと言われるならば、少なくともお酒はやめて「しらふ」で行動し、感覚を研ぎ澄ませていきたいものです。

第14章　言い訳して行動する

喫煙時もそうでしたが飲酒時も同じように、言い訳をもってその行為をします。人とのコミュニケーションで必要だとか、仕事上のストレス発散やリラックス法なのだとか、言い訳を数えると枚挙にいとまがありません。

でも**煙草もそうでしたが、お酒も本当は自信のなさから頼るツールでしかないのです。**しっかりした会話とコミュニケーションは、紅茶1杯でも十分に行えます。飲酒者はそのことに気づかず、毎夜の乾杯から始めようとします。

これは実は、依存した人たちが理由をつけて集まっているだけなのです。依存性のあるものに手を出したという意味では「飲みにケーション」も「ドラッグパーティー」も変わりないと思います。

お酒が本当に人との会話の潤滑油ならば、平日の昼間から飲酒すればいいのでしょうが、そうはいきません。なぜでしょう。

実際には思考は麻痺するし、口は臭いし、体には悪いし、気分が良いのは自分だけだし

（本当は頭が痺れているだけ）、何を言っているのかわからないし、へたすると吐くし、悪行の見本市みたいな世界を展開するからです。

そこで飲酒者は自分たちの立場を固めるために、お酒を飲む前に多くの言い訳と、環境作りに精を出します。「より相手を知るために」仕事帰りに一杯やろう……よくある手です。

アフターファイブに同僚や部下や先輩たちと一杯飲んで会話することを、一日千秋の思いで待つサラリーマンの多くは、実際のところでは毎晩毎夜、会話が滑り続けています。勘違いや行き違いの連発、ジョークのつもりが深刻化、などなど。真から伝えたいときは、お酒の場が適しているわけではないのに、そう思っているから悲劇が多発するのです。

かつてコアな飲酒者だった隊長が、一旦しらふで酒席に参加し始めると、その定点観測から面白いほど陳腐な現象が見い出され、とりとめのない小説が1冊書けるのではないかと思うほどに、その場は阿鼻叫喚、枝葉末節、狂喜乱舞の人間模様が展開されていたのです。滑稽だと思いませんか。

そう、飲酒者はいつも滑稽です。まず先に自分を騙しているところから滑稽なピエロです。その上で、飲酒生活が不都合なのを知っているからこそ、多くの言い訳をしながらお酒を飲む準備を進めるのです。これもまた滑稽としか言いようがありません。

第15章　「たまの一口」戦法

この章では万人向けでない、断酒活動の特殊な裏ワザ、隠し味的なことを伝授します。断酒活動に更なるゆとりと自由を与えようという趣旨で、少し危うい戦法をご披露します。自分はあまり意志が強くないと思われる方は、次の章へと読み飛ばしてください。

隊長は今までに、卒煙と断酒の両方を成功させました。12年前の卒煙と1年半前の断酒です。「もう絶対、煙草も酒も一生口にしません」と言えばいいようなものですが、もう少し詳しく言うと「煙草は一生口にしませんが、お酒はたまに口にします」といったほうが正直な話になります。

どういうことか。一言で言うと煙草は吸う気すらないが、お酒は口にする程度ならたまにはいいか、みたいな感覚です。何かの記念日を使って年1~2回口にする、くらいの感じです。

しかし、よく注意しながら聞いてください。「**一口かワングラス飲んでも特に美味しいと感じないから、常態化しない**」という確固たる自信のある状況だからこそできる技です。

これを都合よく取って「あっ、飲んでもいいんだ、たまにならー」……くらいの軽い気持ちで軽率な行動に出ると、見事に返り討ちに遭います。「飲んだらやはり美味しかった〜」というような人は完全アウトです。せっかく順調な断酒活動に入っているのに、これでは元の木阿弥です。

煙草もお酒も不用意に大量摂取すると、脳内の快楽物質であるドーパミンが大量に分泌されます。ドーパミンは前頭前野を刺激し、意欲的になると同時に過剰に出ると興奮気味になります。これについて参考になる記事を紹介します。

アルコール類と人類との付き合いは紀元前までさかのぼり、お酒は人類にとって欠かすことのできない嗜好品《しこう》です。一方、アルコール（エタノール）は脳に作用する依存性薬物でもあります。アルコールを大量に摂取すると、脳機能を抑制すると同時に脳内の神経繊維回路（脳内報酬系回路）に作用し、ドーパミンの放出を促します。

ドーパミンは快楽に関係する脳内物質といわれます。これによって「酔い」という報酬が得られますが、次第に耐性が形成されて酒量が増えていきます。こうなるとアルコール中断による苦痛から逃れるために不適切な飲酒を続けてしまいます。これがアルコールに依存してしまうメカニズムです。

違法薬物である覚せい剤やコカインなども全く同様な作用を持っています。このアルコールの持つ依存性によって、さまざまな健康被害や社会的影響が問題となっています。例えば、飲酒運転による悲惨な事故、暴力、虐待、自殺などです。特に自殺に関しては、アルコールの摂取が自殺の促進因子となっていることが指摘されています。

２０１０年5月に世界保健機関（ＷＨＯ）総会で「アルコールの有害な使用を低減するための世界戦略」が採択されました。厚労省では、多量飲酒者（1日当たり純アルコールで60グラム以上、５００ミリリットル缶ビール3本以上を摂取する人）を、20％以上減少させるという目標を掲げましたが、有効な結果には至りませんでした。

現在、日本にはおよそ８６０万人の多量飲酒者がいるといわれ、このうち約１０９万人がアルコール依存症（自分で飲酒をコントロールすることが困難になってしまう疾患）であると推定されています。

長崎新聞　健康欄「アルコールによる健康障害」（長崎市布巻町）

三和中央病院　院長　塚崎　稔　（２０１６年5月2日）より

ですから、たった一口の飲酒がドーパミンの大量分泌にはいたらないとしても、人によって危険な行為であることには違いありません。

隊長があえて裏ワザとして「たまの一口」を言っているのには理由があります。

例えば、初めて背丈より深い50メートルプールで泳ぐとして、何とか泳ぎきる自信はあるけれど、プールサイドで浮き輪を持って見てくれている人がいると安心して泳げます。断酒も同じで、たまの一口くらいなら飲んでもいいと考えておけば、実際に飲むか否かは別として断酒活動が更に楽でスムーズになります。

しかし此岸にとどまれず彼岸まで行ってしまいそうな人には、この方法は一切勧めません。隊長のこの裏ワザについては、あくまで一定の人にのみ有効と言っておきましょう。したがって、ここまでお伝えしてきた各種の戦い方は万人にお勧めでしたが、この章の〝「たまの一口」戦法〟についてのみは、できそうな人限定としておきます。このミッションは、海兵隊の中でも特殊部隊にのみコミットする作戦です。

ではその限定的な断酒者の皆さんに「たまの一口」戦法のコツをお教えしましょう。

隊長自身の実例で言うと、断酒後の1年半でビールは2回だけ試しました。赤ワインに至っては4~5回飲みました。でも、今欲しいとは全く思いません。卒煙後12年半の煙草と違って断酒後の経過時間はまだ少ない状況ですが、確固たる自信を持って飲みました。

何が確固たる自信なのか。それは一口飲んだからといって、また飲みたくなることはない、という自信です。もう完璧に「お酒離れ」しています。「酒敵実行作戦」での断酒者だからです。だからお酒はたまに一口飲んでも、全く美味しくもなく、どっちでもいい飲み物に成り下がっているのです。

この経験がまた更に「断酒者」としての自覚を高め、自信と安心感を与えてくれました。したがって、今週末にまた飲もうとか、来月の誕生日には飲みたい、みたいな未練たらしい考えは全くありません。完全に断酒者として独立できているのです。

このような特殊戦法まで駆使できるなんて、ほんとに凄いですよね「酒敵実行作戦」や「断酒テキスト」の威力は。今まで禁酒に関する多くの文献や人の話を見聞きしてきましたが、「たまの一口」を認める手法なんて一度も聞いたことがありません。

その代わり、実行する際は細部に亘る準備を整えてから実施してください。サッカーの岡田武史監督が「勝負の神様は細部に宿る」といったのを思い出しましょう。

まずは、断酒後半年以上経過してからの実施とすること。地盤固めしてからがよいでしょう。そしてビールを飲むときは多くの人とではなく、夫婦でゆっくりと何かの記念日あたりで外食する場面がお勧めです。いろいろと事情のよくわかったパートナーとじっくり取りかかるのが望ましいからです。

ここからが大切なコツです。よく覚えておいてください。

まずは美味しそうなおかずやサラダなどをオーダーするときに「ノンアルビール」をいつも通り注文してください。そしてファーストドリンクは「ノンアルビール」で乾杯しましょう。「えっ、生ビール飲めないの？」などと思うような人は、このミッションには不適です。なぜなら喉が鳴るような状況では「ノンアル」や「ウーロン茶」が最高に美味しくて「生ビール」など眼中にないということの確認のための「たまの一口」戦法なのですから。

そしていつも通りに、美味しいノンアルと美味しい料理と楽しい会話を進めましょう。そのうち、2杯目かもしくは3杯目あたりで「グラス生ビール」をオーダーしてみてください。既にお腹も喉も大分落ち着いた頃の注文です。

そうしないと、最初から生ビールを頼むと、喉が渇いてるばかりに本当は美味しくもない生ビールを「うまい！」と大勘違いしてしまうからです。

また飲酒者だった頃の記憶では、最初の生ビールは美味しい料理が揃う前にあっという間に飲んでしまうのが通例でした。

つまり出てくるタイミングでそうなりがちなのですが、「料理に合う飲み物」とかではなく、「渇いた喉を潤すのに、今そこにある飲み物」が最初の生ビールなのです。

このようなことを総合的に分析し、意味のない危険を冒すことを最大限避けていくと、2～3杯目でのグラス生ビールオーダーが最適でしょう。隊長は2回ともそうしました。1回目のときは居酒屋で、2回目のときは寿司屋さんで、いずれも家内と一緒に行きました。

また、グラス生ビールや小ジョッキ生ビールよりも中ジョッキがいい、という方はそれでも結構ですが、「全然美味しくないぞ」と思いながら少しずつ飲んでいくことだけは絶対に忘れないでください。

ここまで用意周到に実施したら、半年以上離れていたビールからは何も伝わってきません。美味しくもないビールそのものの実態しか入ってこないのです。ノンアルで馴染んだ食事はいつも通り美味しくいただけるけど、そこに割って入ってくる生ビールは「アルコール臭くて化学物質を飲んでいる感じ」がモロにします。

それをグビグビ飲まないようにしてください。チビチビと美味しくないのを感じながらグラスを空けましょう。できれば口に出して「うえっ、まずいなビールは！」と言いながら、本気でそう思いながら終わらせてください、このミッションを。実体験は潜在意識にきっちりと入ります。そして次のドリンクは、ウーロン茶かノンアルかお水か、いつものものに戻しましょう。

以上が「たまの一口」戦法の全容です。

隊長にとってかつて最愛の生ビールは、20歳の頃初めて飲んだとき同様、何の魅力もない薬臭い化学物質として再びそこに正体を現しました。まさに「断酒テキスト」の内容を体で実感し、断酒者としての自信と自覚を確固たるものにした瞬間でした。「もう二度と飲みたいとは思わない」し、逆に「いつでも口にすることはできますよ」のオープンな体制が整い、断酒活動は更なる厚みと円熟味を増していったのです。

そしてそれは「断酒者は一生お酒を飲めないのだ」という意固地で殺風景な定義をも覆してくれました。このことは断酒者の精神的自由化に大きく寄与します。「たまの一口」戦法の本当の意味は、自らの肝試しでもなんでもなくて、まさにこの〝**断酒定義の自由化**〟にあったのだと言えるでしょう。

第16章　断酒は踊る

先日、結婚記念日を迎えるにあたって家族で外食をしました。

最初は家内と2人で行く予定だったのですが、その日の3日前が娘婿の誕生日で、また、ちょうど1週間後が娘夫婦の結婚記念日で、そして母親の88歳のお祝いの日も近づいている、などと考えると何かとお祝い事が多いので、結局家族みんなを誘って行くことにしました。

そしてお店に着いたら、娘夫婦と孫は先に来ているようでした。予約しておいた部屋に入って驚きました。

何と隊長夫婦の還暦祝い（家内も同い年です）の飾り付けが部屋中に施され、可愛い3歳になる孫が花束を持って「じいじ、ばあば、おめでとう！」と出迎えてくれたのです。

人生には苦しいこともいくつかありますが、幸せに満たされる時間もたくさんあります。このときはまさにその日で、サプライズと幸福感でめまいがするような思いでした。

これだけのお祝い事が重なっている上に（自分では忘れていましたが）我々夫婦の還暦祝いまで登場したのですから、盆と正月が一緒に来たようなものでした。

この日は我々夫婦と母親は私の運転で出かけ、帰りもその予定でした。以前は車で出かけて外食するときは、家内が飲まずに運転してくれていましたが、断酒後はいつも私が運転するようになりました。

そしてファーストドリンクをオーダーするときに家内が言うのです。「今日ぐらいは飲んだらいいじゃないの。帰りは私が運転するから」……と。

さあ、隊長の逡巡が始まりました。あなたならどうする？という唄が昔ありましたが、どうします、あなたなら？

ここで長く迷ったのでは一家の大黒柱としての重みを欠くと考え……「いや、ノンアル」が隊長の颯爽たる答えでした。自分ってこんなに決断力があったたっけ？

いや、そうではないのです残念ながら。この即断の理由は隊長の決断力によるものではなく、「酒敵実行作戦」の裏ワザでもある「たまの一口」戦法のマニュアルに則ったものであったから早かったのです。

完全にオートマティックな行動パターンです。

先の章でお伝えしたばかりなので、読者の方々は真っ先に頭に浮かばれたことでしょうが、断酒者の立場でありながらも、この戦法をマスターした者は飲めるのです。たまには。しかし、世界中を見渡してもあり得ない断酒戦法なので、要〝取扱注意〟ではあります。

ここで、そのコツを再度復習してみましょう。

ビールを飲むにしても最初の1杯目は、厳禁でしたよね。ということで、その日どうするかの決断がつかないまでも「いや、ノンアル」と即言えたわけです。実際には、今日はどうしようかな〜……くらいの感じでした。

それは、1杯目が終わるまでにゆっくりと考えればいいことです。しかしこれだけお祝い事だらけとなると、今日は飲んでもいいかなという気分にはなりました。

ここでまた1つ、大切なポイントがあります。「お酒が美味しいから飲みたい」とかでは絶対にダメです。「この場では少し口にしてもいいかも」というような動機のみOKです。

ここは間違えないでください。「酒敵実行作戦」で半年以上経過した者は皆、お酒が憎くてしょうがない、美味しいなどとは全く思わない状況にいるはずです。もしもまだ自信がない場合は、「たまの一口」作戦は延期させましょう。

そして先述のように「たまの一口」戦法を習得できた断酒者にのみ「飲んでもいいし飲まなくてもいい」という完全なる自由思想が与えられます。

苦しみながらも精神力でお酒をやめている禁酒者には「飲みたいけど飲めない」という、恐怖政治による強迫観念が与えられています。同じように飲酒をやめた人でも、このように両者では天地雲泥の差があるのです。

話を戻します。ファーストドリンクでノンアルを頼んだ隊長の1本目の瓶が空く頃、考え始めました。「次は生ビール小ジョッキにしてもいいかな?」と、心の中で自分に軽く問いかけたのです。もう一人の私が答えます。「生ビール飲んでもいいよ、でも飲みたい?」……そういえば飲みたくもないのです、正直な気持ち。

厳密に言いましょう。**「飲みたくない」ではありません。「飲みたくもない」のです。**

微妙でしょう。しかしこの違いは大きいのです。「飲みたくない」という感情を正確に表現すると「ビールやお酒については欲しくない」が正しい気持ちでしょう。

一方「飲みたくもない」については「飲むなんてとんでもない」という強烈なる拒否反応の場合と「飲んでもいいし飲まなくてもいい」という自由奔放なる感情表現の場合と、二通りに分かれます。

因みに前者の「飲みたくもない」の場合は、言葉に出すときのアクセントは、「み」か「た」が強調されます。一方、後者の場合は「も」がアクセントになります。

細かい分析を済ませたところで次に進めますが、そのときの隊長の感情は果たしてどれだったのでしょうか。

「も」にアクセントのある「飲みたくもない」が、そのときの気持ちです。つまり「飲んでもいいし飲まなくてもいい」という感情が働いていました。「たまの一口」戦法の理想通りの状況に、隊長は満足していました。

「断酒テキスト」をもとに「酒敵実行作戦」を展開中の断酒者の、日頃の精神状態は前者のほうです。即ち「飲みたくもない」の「み」や「た」に強調アクセントのある部類で、「飲むなんてとんでもない」と強烈に拒否反応を起こすパターンです。

通常はこれでないといけません。飲酒を忌み嫌い、酒に対しては親の仇ぐらい敵愾心を燃やしていることが大切です。その裏付けは「断酒テキスト」に連綿と書き綴っており、自分の中ではロジカルに理路整然と理論武装できているのです。

しかし一旦、「たまの一口」戦法を実践する特別な日が来たら、後者の「飲んでもいいし飲まなくてもいい」というモードにギアダウンさせるわけです。

そうすることでその日は解放されます。どちらに転んでもいい状況で判断してください。本心から「どっちでもいいよ」になっているわけです。

これこそが前章で示唆した、〝断酒定義の自由化〟というスピリットを勝ち得た姿なのです。

でも繰り返しますが、「美味しい」などと勘違いしないで飲んでください。そしてちびちびと1杯だけですよ、「たまの一口」戦法は。

再度、現場に話を戻します。では2杯目のオーダーで、隊長はどうしたでしょうか。

ビールは飲みませんでした。これだけものトリプル記念日でも、1杯目は飲まなくて平気なのですから、2杯目も無理して飲む必要はなかったのです。ノンアルにしました。3杯目で生ビールを言うかもしれないと思いながら飲む2杯目のノンアルは、いつも通りにとても美味しかったです。

続く3杯目のときは、もうお腹も膨れ、喉も潤い、何でもいい状況です。ラストドリンクとして、隊長はウーロン茶を頼みました。

このように「たまの一口」戦法は結果として、三打席連続空振り三振の日もあります。勿論、そのほうが望ましいのは言うまでもありません。飲酒の場では、逃げるが勝ちなのですから。

特別な日に「飲むかもしれない」と思って出かけられるのは、幸せなことです。本当に飲んでも構いません。ですから、自分の心に嘘偽りなく出かけられます。

隊長の例からもわかると思いますが、特別な日において「酒敵実行部隊」の断酒者は、なんと「飲んでもいい」という特権を与えられているのです。

しかし、なるべく飲まないほうがいいのは言うまでもありません。あとは各自の判断にお任せします。

因みに隊長の「たまの一口」戦法は先にも述べた通り、この1年半で生ビールグラスジョッキが2回、赤ワインを小さいワイングラスに1杯が4～5回ありました。

どれも美味しいとは思いませんでした。また欲しいとも思いません。「美味しくもないけど、まあ飲んでおくか」と潜在意識にしっかり入れておいて飲むといいのです。酒を上から見下すのです。

そもそも**飲酒者は美味しくもない酒に騙され続けてきたのですから、今度は逆に美味しくないことを潜在意識にまで入れ込んでおけばいいのです。**

ここまでの武器が揃うと断酒は楽しめます。〝ダンスを踊るように楽しみながらお酒をやめませんか？〟がこの本のテーマです。

19世紀の始め、ナポレオン戦争の後処理のため欧州各国の代表団が集まりウイーン会議を開くのですが、それぞれの思惑ばかりが先行して会議は難航し、一向に前へ進みません。この姿を、フランスの代表タレーランは皮肉を込めて「会議は踊るされど会議は進まず」と表現しました。

ここで隊長は言います。「断酒は踊る、しかも断酒は進む」……と。

ここでいう「踊る」の意味は、タレーランのいう「無意味な空回り」ではありません。本当に踊っているのです。ダンスしましょう、それくらい楽しい活動です「断酒活動」は。

ダンスを踊るように楽しみながらお酒をやめましょう。

何事も苦しんではいけません。苦しみながらお酒をやめたところで長続きはしないでしょう。もし続いたとしても、そんなに苦痛を伴うならばお酒をやめる意味があるでしょうか？

「禁酒」という名の行為はとても不安定で、苦痛の連続のようにしか聞こえません。

あらゆる観点から考えて、やはりこの方法しかないでしょう……一緒に踊りましょう。

〝Shall we 断酒？〟〝Let's 断酒！〟

第17章　人とのつながり

お酒を飲んでコミュニケーションを深めるということを、飲酒者はよく言います。

約40年間どっぷりと飲酒者だった隊長は、そう思わされている人たちのことを理解できます。しかし、それは事実とは違うので「思わされている」といいました。

「何がどう違うのか」……先述の医学的見地からの話でいうと、アルコールは脳に作用する依存性薬物の上、大量に摂取すると脳機能を抑制すると同時に脳内の神経線維回路に作用し、ドーパミンの放出を促します。

快楽を呼ぶ脳内物質であるドーパミンは、その中断による苦痛から逃れるために不適切な飲酒を続けさせます。コカインや覚せい剤が全く同じメカニズムです。

そのメカニズムの過程のどこに、人とのつながりやコミュニケーションを深める要素があるのでしょうか。全く見当たらないばかりか、互いのことを知るためなら飲酒しないほうが余程まともに会話できて、交流も深められると思います。

こんな子供だまし的な理屈は、酒類業界と飲酒者たちが勝手に作った独自理論であることぐらい、皆わかっています。

依存しているばかりに、そしてただ飲みたいばかりに、いろんな理屈をこじつけて飲酒生活を続けているのです。また、そのような世界に棲む仲間が欲しいのです。自分一人では不安で怖くて寂しいからです。

快楽物質のドーパミンを欲するなら、化学物質のアルコールを摂取するなどといった安易で危険な方法を取らず、例えばランニングやジョギングをすればいいと思います。

その仕組みについて、web記事「ホケカンだより」の「脳の〝ここち良い〟をさがそう」～ドーパミンと仲良くする～（保健管理センター　大森美湖）を参考にお伝えします。

体を動かすという負荷やストレスに対して、脳内ではまずPOMCなる物質が合成され、酵素の働きによってエンドルフィンと副腎皮質ホルモンに分解されます。

エンドルフィンは心のストレスを和らげたうえで、快楽物質のドーパミンを分泌させます。

一方で副腎皮質ホルモンは、体のストレスを和らげたうえで集中力を高めます。

このような仕組みで〝ランナーズハイ〟などの現象も生まれているのです。

こうした健全な方法でドーパミンを分泌させましょう。

コミュニケーションを深める上で快楽物質のドーパミンが必要というならば、ランニングかジョギングをして親交を深めてください。

「酔い」の状態で会話するからコミュニケーションを深めることができる、というならばそれも真逆で、頭を痺れさせて本人は気持ちいいのかもしれませんが、話す内容は混沌としていて、飲み進めるうちにどんどん支離滅裂になっていきます。

しらふで立ち会うとよくわかるのですが、飲酒者同士の会話は互いにかみ合っていません。結局は同じ意見なのに対立したり、互いに些細なことも譲らなかったり、同じことばかり何度も喋ったり、意味不明な会話をしたり、人の話を聞かずに自分のことばかり喋ったり、話題が逸れて戻れなくなったり、相手のことを考えずに傷つけてしまったり、言ってはならないことを言ってしまったり、ここでの話とか言って他人の秘密をばらしてしまったり、その場にいない人の陰口を言って盛り上がったり……NGのオンパレードです。

このことを称して「飲みにケーション」とか「お酒はコミュニケーションを深めるツール」とかいうのであれば、その人たちのメンタルには何か重要なものが欠けているのではないかと疑ってしまいます。

先に挙げたようなことを、失敗とか恥とか破廉恥とかかと捉えて、気をつけて飲酒を楽しもう、お酒は楽しく飲むものだから、というのであればまだわかります。

　でも十把一絡げに「飲みにケーション」を標榜する人たちの中には、上述したような誤った出来事を、毎夜繰り返している人たちも一定数いるのではないでしょうか。

　かくいう隊長も、飲酒者だった頃にそれらの中から、いくつかのことをやらかしています。しかも、そのことを「酒の上でのことだから」みたいな変な隠れ蓑を使って、ないことにしていました。

　こうして考えていくと、人とのつながりはもっと深い意識と行動を伴うものであって、一方でお酒は「快楽」とか「遊び」とか「レジャー」などと同様に、より安易で浅い場所にある存在なのだと思います。それなのに飲酒者は高尚な意義をお酒に与え、正当化ばかりしています。

　そのようなフェイクはもうそろそろやめにして、低い位置にある危険物として扱う必要があるのではないでしょうか。

　先述のように日本だけでも８６０万人もの多量飲酒者（飲み過ぎの人たち）と１０９万人ものアルコール依存症の人たちがいるのですから（２０１６年時点）。

　また隊長の経験からいうと、本物のコミュニケーションとか肝胆相照らす仲になるまでの信義の交流とかは、酒などを介して行うものではなく、互いに虚心坦懐に意見を交わすことによってのみ成立するものだと思います。普通に考えてもそうでしょう、互いに酩酊状態で約束したことなど次の日には忘れてしまっています。

三国志演義の序盤に登場する〝桃園の誓い〟では劉備、関羽、張飛が桃園の宴席で酒を酌み交わし、義兄弟の契りを結ぶのですが、この話は正史である「三国志」にはない創作逸話だとされています。これも例にもれず酒席を美化したフィクションだったのです。

人との真のつながりは本来、酒を介して行われるものではないのです。

第18章　新たなつながり

さてここまでわかってきたところで、断酒後の新たな世界についてお伝えしておきます。

人間は眠っているとき以外は覚醒しています。


「覚醒」とは＝　1．目を覚ますこと。目が覚めること。
2．迷いからさめ、過ちに気づくこと。

※ｇｏｏ辞書　出典：デジタル大辞泉（小学館）より

簡単に言うと、つまり動物はすべて寝ているか目を覚ましているかのどちらかです。

地上に生きとし生けるものが創造された時点で、このどちらでもない状態、「酩酊」などはあり得ません。これは化学物質による悪戯なのです。そもそも人生の貴重な時間の中に「酔っている」などという予定は入っていないのです。

本来の基本がそうですから、機会飲酒も家飲みも、記念日の乾杯もアフターファイブのコミュニケーションも、一切問題ありません。やりたければやればいいのです。ノンアルやウーロン茶やダージリンティーで。化学物質を垂らし込んで肝臓を困らすことだけはやめてください。

前の章で述べたように「飲みにケーション」は非常にいい加減な行為です。飲酒に対して過大評価し、高尚な意味を持たせるのはやめましょう。もういい加減、酒臭い口で語るのをやめて、本当の人生の出会いやつながりに目を向けましょう。

第8章〝身軽な生活〟でも述べたように、断酒することでとても身軽になります。時間的にも、身体的にも、気分的にも、交通手段的にも、何もかもです。

第3章(12)項〝やめて始めたこと〟でも触れた通り、断酒後はより深いものへと意識や行動が移りますし、またそうするべきです。読書であったり、ウォーキングであったり、芸術に親しんだり、人生の意味を考えたり、日記を付けたり……このようなことこそ高尚な意味を持ち、人の情操を育むのです。

暇を見つけて頭を痺れさせていたのでは、絶対にできません。「刹那主義」や「快楽主義」や「享楽的行動」から、意識的に距離を置きましょう。

断酒は単にお酒をやめるだけではなく、生き方のシフトチェンジをする最適の機会です。

そういった新たな生き方に沿って、また人との出会いが生まれます。新しい友人ができ、つながりができます。

その人たちとは共通の大きな目的を持って出会うため、「親交を深めるために飲みに行こう」とか、日々「飲みにケーション」で確かめ合おう、などといった余計な考えや行動は必要とされません。

勿論、たまには会食やお酒の場もあるかもしれませんが、あくまでもそれは付属的な出来事であって、飲食や会合は大きな意味を持ちません。切磋琢磨が重要なのです。

互いに目指すものがあり、それに向けてワクワクしながら学びを重ねるのです。

「読書」であれ「絵を描くこと」であれ「美術館巡り」であれ「ウォーキング」であれ「音楽鑑賞」であれ「名勝地めぐり」であれ「健康管理」であれ、なんでもいいと思います。

今までの自分より進歩することであれば、すべてに意味があり、行う価値があります。

以前、私が書いた本『コロナに勝つ心』で、人が一生を終えた際に、〝光の存在〟に問われることを3つ挙げています。

「しっかりと他を愛したか」

「しっかりと学んだか」

「しっかりと使命を果たしたか」

この３つです。これ以外はありません。

言い換えれば、このことこそが人生の目的なのです。

「しっかりと飲んだか」などとは絶対に問われません。断酒後に始めることは、意識すれば本来の人生の目的を叶えてくれることになります。

第６章〝ポジティブな断酒〟でも述べたように、ポジティブに生きるということは「情熱を持ってワクワクすることを行動する」ことで、自分のしたいことをすればいいのです。

ただし、「刹那的快楽」は避けましょう。飲酒はこれに該当し、依存性まで持っています。

本を読んだり、絵を描いたり、なんでもＯＫです。昨日までの自分より、一歩でも進化した自分を楽しみましょう。

このような活動を始めると、そこには仲間ができ、新しい人間関係が始まります。共通の目標を抱いた新たなつながりは、互いに学び合い深め合うことでしょう。

せっかくお酒をやめるのですから、そこに派生する意義深い人生を味わってください。

第19章　まとめ

これで隊長の作戦伝授はすべて終わりです。

知り得たことの全部を書き記しました。成功体験を再検証し、勿体ぶらずに出し切りました。あとは読者の皆さんが行動するのみです。やる気さえあれば絶対に成功します。

第2章〝「思想」の確立（引き算の人生観）〟でもお伝えしたように、まずはお酒をやめることの理由と確固たる思想がいります。その大きな骨組みがないと、断酒活動の途中でやっていることの意味を見失います。

隊長は断酒後に現れる新たな生活と、その価値や喜びにビジョンを置き「引き算の人生は実は足し算の人生」なんだと決めてかかりました。これが隊長の思想です。そして実際に断酒後には、大きな副産物を得ることができました。

最後の章でも述べたように、意識して新たな人生を選び、歩んでいってください。そうしないと勿体ないです、せっかくお酒をやめるのですから。そうすることで新鮮な果実と大きな収穫を得て、断酒の有り難みが倍増し、一気にお酒から離れていくことでしょう。

また先にも述べたように、老後の余生を楽しもうとするときに飲酒の誘惑は大きく立ちはだかるはずです。「はず」と言ったのは、隊長にとって退職～余生はもう少し先のことだからです。自由時間に包まれたとき、言い換えればいつ飲んでもいい環境に置かれたとき、隊長は間違いなく、飲んでばかりいる人になり下がるでしょう。それには自信があります。

もし昼間から飲むことを自制心で抑えたとしても、夜には倍飲むでしょう。そして一日中、「飲みたいが我慢しよう」という非生産的な葛藤に苦しむでしょう。隊長にはそんな未来図が描けました。恐ろしい未来図です。

そこで「酒敵実行作戦」の開始です。12年前にすんなり卒煙した経験もあります。試行錯誤を繰り返し、自分なりのフォーマットができていました。

無我夢中で書き溜めた「やめるための材料」をA4ファイルに閉じ込めていくと、あら不思議、沸々と自信が湧いてきます。絶対にやめられると。自らのバイブルが出来上がるのです。それを何度も読み返し、気づきや多くの記事を加えていきましょう。

この「断酒テキスト」作成期間は、お酒を飲みながら過ごしても構いません。ただし、気持ちはどんどんとお酒から離れていってください。〝Xデー〟までの離陸期間なのですから。そして本当に真から**〝酒と飲酒を憎む〟ことに専念**しましょう。

これらのことを「断酒活動」と呼びますが、この本のタイトル通り楽しめます。ダンスを踊るかのように楽しんで断酒しましょう。

第20章 「断酒活動」トリセツ

以上のように、このミッションは至ってシンプルなのが特長です。難しく考えたらできません。サクッとやってしまうのです、断酒を。では、まとめましょう。

①自分が断酒する理由と思想をはっきりさせる
②A4ファイルに「断酒テキスト」というタイトルを入れて、ネタを入れていく
③コンセプトである「酒の正体を暴いて、酒を憎む」ことに終始徹底する
④〝Xデー〟まではテキスト作成しながら飲酒してもいいが、気持ちを高めていく
⑤エア断酒によって日頃から意識を鍛えていく
⑥「たまの一口」戦法もあるが、まだ自信のない人はしてはいけない
⑦断酒後に、より深い生き方を始める

これがすべてです。

簡単なマニュアルでしょう。トリセツはこの7項目のみです。本書はその内容を具体的に示しただけです。

皆さんなら隊長の「断酒テキスト」よりもよっぽど立派なものができると思います。そして、それはご自身の宝物になるでしょう。いつでも手の届くところに置いておいてください。背表紙には「断酒テキスト」とタイトルを入れて。

気づきのたびに書き加えていってください。「断酒テキスト」はいつをもって完成、というものではありません。常に作成中で常に完成形なのです。アントニオ・ガウディが手掛けたスペインの贖罪教会サグラダ・ファミリアのように。

そして、迷ったり自信を失いかけたら読み返すのです。きっと心の友であるあなたのテキストは、そのたびに答えてくれるでしょう、誠意を持って、力の限りを尽くして。だからこそ楽しみましょう、「断酒活動」を。では最後にもう一度お誘いします……

〝Shall we 断酒？〟

あとがき

先日ＮＨＫが放映した、病院ラジオ「依存症治療病院編」というＴＶ番組を見ました。サンドウィッチマンがディスクジョッキーをして、アルコール依存症の患者さんやその家族が心境を語るという形式で、その会話の内容が病院内にラジオ放送されます。依存症の患者さんや病院関係者が、それを聴きながら深く頷いている光景がとても印象的でした。

その中で患者さんの一人が言っていたのは、アルコール依存症から脱出できるのは２割の人で、その中に自分が食い込むのは至難の業だということでした。そして彼の好きな曲はパフュームの〝STAR TRAIN〟で「いつだって今がスタートライン」と歌うサビのところが大好きだと言って涙を流していました。

そう、きっと何回もやめようと頑張ってはくじけての繰り返しだったのだと思います。この曲がリクエストされ病院内に流されたとき、同じ気持ちで泣いている人たちが何人もいました。

私はこのような状況を見て、一刻も早く真の成功を遂げてもらいたいと思いました。

また、夫が依存症になったというご夫婦の奥さんが相談に来ました。ご主人は快活でとても明るい方だったのに、定年で退職してからお酒に嵌《はま》ってしまい、気がついたら腐った魚のような目をして覇気がなくなり、まるで別人になってしまったとのことでした。ＭＲＩで診ると、脳はまさしくホルマリン漬けのように委縮していたそうです。

私は本文の中で、退職後の楽しい時間を夫婦で過ごすためにも断酒しようと考えたことをお伝えしましたが、その後にこの番組を見て多くのことを考えさせられました。

そしてその奥さんは「お酒は麻薬と一緒だとわかった」「家族を巻き込む辛い病気だ」と言い、「これから夫と一緒に孫の成長を楽しみに見ていきたいので、何とかして断酒してもらいたい」と願うように言って帰って行かれました。

また別の年配の男性は５回も入退院を繰り返していて、サンドウィッチマンの「なぜそこまでしてやめようとしているのか？」の問いに、「行き先がわかっているから。命が危ない」と当意即妙の返答をしていました。そして日々の生活のことを、１日断酒×日数の積み重ねだと述べていました。

また43歳の自営業の男性は「難しい病気で完治はしないので、退院してからも不安な生活を過ごしている」らしく、「今日1日なんとかできたな」の繰り返しだと話していました。先ほどの年配の男性と同様に、その日その日をシラフで過ごすことに懸命のようでした。

そういえば米国映画「ブラッド・ファーザー」でアルコール依存症の父親役を演じるメル・ギブソンが、刑務所を出所した後の家での生活で「今日1日をどうにか飲まずに終わらせる。出所日を待ったように指折り数えてやり過ごす」というセリフを言っていました。

サンドウィッチマンが、退院したアルコール依存症の患者さんに「今、この病院にお酒を売っていたらどうしますか」と問うと「(買わない) 自信はありません」と答えていました。「1歩出たら世の中、お酒はメチャクチャあるじゃないですか」と問うと、黙って寂しそうに頷いていていました。粒粒辛苦、刻苦勉励、精神力でお酒を断っても、一生誘惑に晒されるなどというのは、堪ったもんじゃありません。辛い上に、心が折れたらそれまでです。

私はそうならないためにも、断酒は苦しんではいけないと考えています。苦悩が死ぬまで続くからです。楽しんでポジティブに断酒することを本書では説いていますが、方法は本当にシンプルです。今まで騙されてきた脳を騙し直すのです。その手段として徹底的にお酒を糾弾し、心から憎むのです。そうすると、飲みたいどころか、やめてせいせいします。

詳細は本文に委ねますが、お酒から脱出する大切な方法を1つ伝え忘れていたので、ここで補完したいと思います。

思いきり運動して健康的に汗をかき、その後シャワーかお風呂でスッキリさせた後、お酒以外なら何でもいいので、よく冷やした飲み物とグラスを出して、食事とともにグビグビと飲んでください。私はノンアルコールビールを飲んでいます。

このときの美味しさといったら格別で、筆舌に尽くしがたいものがあります。つまり、お酒でなくていいんだ、とわかる最適の場なのです、この状況が。簡単でしょう、本当に身体や喉が飲み物を欲求している状況を意図的に作り出して、本能に従うのです。

それを続けると、もう楽しみで待ちきれないような日々になります。その上、運動を伴うので体にはとても良いのです。一石三鳥とでも言いたいくらいです。

そもそもお酒と健康は二律背反するものです。どちらも求めることは無理なのです。

最後に、先述のサンドウィッチマンの番組の中で、患者さんが入院中に書いたノートが提示され、「断酒の良い点」を列記していたのでご紹介してみようと思います。

・家族との関係が良くなる
・体の調子が良くなる

・お金が貯まる
・時間の有意義性
・仕事の能率アップ
・食事の味や食欲の変化
・トラブルが減る

これらは、本書でご紹介した部分とも重なっています。

しかしこの方が最後の一行に書かれていた事柄には、正直とても感嘆しました。それは**「同じ悩みを持つ人に手を差し出せる」**ということでした。

まだ苦しみながら努力されている方の言葉です。私もその心を学び、断酒へ向かおうとする人たちを本だけではなく、懸命にお手伝いできるよう行動していきたいと思いました。皆さんの魂がお酒から解放され、一日も早く行雲流水の如く自由に生きられる日々を迎えられますよう祈念して、筆を置きたいと思います。

参考文献

『禁酒セラピー』アレン・カー著、阪本章子訳／KKロングセラーズ
「21世紀の歩き方大研究」の〈地球カレンダー〉ASAHIネット
『しらふで生きる ～大酒飲みの決断』町田康著／幻冬舎
『バシャール×坂本政道 ～人類、その起源と未来～』ダリル・アンカ、坂本政道著／VOICE
種田山頭火（俳人）の作品・俳句

若林　毅（わかばやし つよし）

1959年岡山県倉敷市生まれ。

明治時代創業の醤油醸造業の家に生まれる。時代の変化に応じて改廃と起業を繰り返し、現在は多事業化して複数の会社を経営する。

一方、画業でも幅広く活躍し、ベルリンでの個展をはじめ海外のアートフェアへも頻繁に出品している。国内では国画会に属し、金谷雄一氏に師事。毎年国立新美術館で開催される国展に出品中。2016年関西国展で「関西国画賞」を受賞。

音楽活動においては、早稲田大学在学中からブルースやロックのバンドでリードギターとして活動し、帰郷後も地元において音楽活動を継続、40歳までギターを弾き続けた。

現在は、みずからの絵画のコンセプトにも通底する、精神世界の賢者たちの著書や史書を広く調べ「多くの気づき」を集約し、執筆している。

近著は『コロナに勝つ心』（たま出版）。

Shall we 断酒？
ダンスを踊るように、楽しみながらお酒をやめませんか

2021年4月26日　第1刷発行

著　者　若林　毅
発行人　大杉　剛
発行所　株式会社 風詠社
〒553-0001　大阪市福島区海老江5-2-2
大拓ビル5-7階
TEL 06（6136）8657　https://fueisha.com/
発売元　株式会社 星雲社
（共同出版社・流通責任出版社）
〒112-0005　東京都文京区水道1-3-30
TEL 03（3868）3275
装　幀　佐竹宏美
印刷・製本　シナノ印刷株式会社

ISBN978-4-434-28829-6 C0077